Tratamento Natural da Disfunção Erétil

Francisco Alcaina

Tratamento Natural da Disfunção Erétil

Published by Francisco Alcaina

Dedico este livro a todos os homens que têm sofrido com esse problema e decidiram deixá-lo permanentemente.

Não sei como agradecer minha parceira por seu apoio durante o problema e pela sua ajuda.

A atual felicidade compensa o esforço.

Agradeço muito a meus filhos, Irene e Gerard por sua compreensão e carinho.

Tabla de conteúdos

Descrição

A   Vivemos   há   milênios   em   sociedades predominantemente patriarcais, e embora abundem teorias de um passado matriarcal distante, o homem tem dominado a história essencialmente com sua destreza física.

Em todos os períodos da história as mulheres foram relegadas aos cuidados dos filhos e a casa, ou foram consideradas coisas bonitas que os homens "têm". O objetivo dos homens, por outro lado, tem sido "proteger" às mulheres e realizar todas as tarefas que historicamente tem sido consideradas muito duras, difíceis e inadequadas para o sexo frágil.

Assim, a caça e a construção, a fabricação de armas e a guerra, os suprimentos para a família, a liderança e as leis de reinos e impérios e basicamente todos os feitos de força, incluindo desportos e jogos, têm sido uma área exclusiva dos homens, há séculos. Da religião à guerra, da política aos negócios, os homens têm dominado o mundo e ao fazê-lo, se acostumaram a certas ideias e privilégios.

A ideia de ser o dominador, o mais forte e o mais capaz, fisicamente pelo menos, está enraizada na estrutura do nosso DNA e é uma pequena maravilha

1

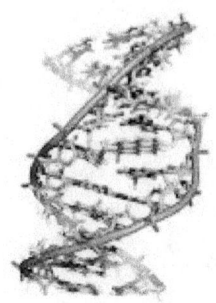

No entanto, talvez a maior fonte de orgulho do macho, que tem força e coragem, e a crença intrínseca que os homens são o sexo superior, é o órgão sexual masculina e a reprodução.

Nós andamos com a cabeça alta e orgulhosa, como nós fazemos sempre, como temos feito desde os tempos pré-históricos, porque nós temos a capacidade de engravidar as mulheres, para que possam ter nossos filhos e criá-los neste mundo. Somos capazes de criar vida, e estamos gratificados com essa capacidade, dá importância ao homem e até mesmo um grau de arrogância.

No entanto, toda a nossa confiança, orgulho e arrogância centra-se no fato de que nós somos homens, nascidos e criados para governar, para ser fortes e corajosos, mas tudo isso pode ser surpreendentemente frágil. Tudo é quebrado em um momento e fica espalhado em um milhão de pedaços como resultado de uma realidade que muda os acontecimentos.

Uma coisa simples, muitas vezes temporária, mas no entanto, podem nos destronar e nos levar de nossas nobres alturas a bater no duro chão, que é a terra com lama. Acabámos enterrados nela, com vergonha e ódio de nós mesmos. O que é que pode humilhar todos os homens, independentemente de raça, idade, etnia e status social? É pouca coisa - bem, talvez não tão pouca coisa, não? - o chamam Disfunção Erétil.

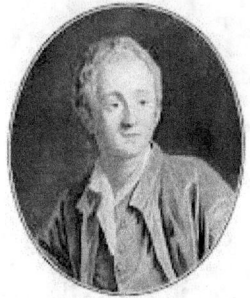

"Beber quando não estamos com sede e fazer amor em qualquer época do ano, senhora: é tudo o que nos distingue dos outros animais"- Pierre Augustin Caron de Beaumarchais (1732-1799, dramaturgo francês, inventor, músico, diplomata e escritor satírico)

O que é a Disfunção Erétil?

A Disfunção Erétil, conhecida como Impotência, afeta um em cada dez homens no mundo. No entanto, embora esta disfunção não é divertida, não é tão horrível ou tão permanente como parece ou como geralmente se acredita que é. O medo e a vergonha, normalmente associados a este problema são devidos que a disfunção é frequentemente completamente incompreendida.

De acordo com as estatísticas dos sistemas nacionais de saúde, aproximadamente 5% dos homens de 40 anos de idade e entre 15% e 25% de homens de 65 anos experimentam disfunção erétil em algum momento

Um problema muito mais comum do que você imagina e que afeta à maioria dos homens em algum momento de sua vida, é conseguir uma ereção, o que pode ocorrer por vários motivos, como beber muito álcool ou estar muito cansado ou estressado.

Portanto, em primeiro lugar vamos tentar definir e entender exatamente o que é disfunção erétil e quais são suas causas. A continuação vai ver como isso pode afetar à vida dos homens que a sofrem, e como afeta às pessoas que o rodeiam, como afeta sua parceira e também família e amigos, embora de forma indireta. Uma vez você compreender inteiramente a disfunção e o que acarreta, discutiremos como resolvê-la. Você vai se surpreender do conteúdo deste livro.

Então, sem mais demora, vamos definir com clareza o que é a disfunção erétil.

Definir o Problema

A disfunção erétil é geralmente definida como a incapacidade de alcançar ou manter uma ereção pelo tempo suficiente para manter relações sexuais.

No entanto, para compreender a disfunção erétil, primeiro precisamos entender como funciona o processo de ereção. Inicialmente, você precisa saber que o pênis tem duas câmeras. Esses compartimentos são chamados corpos cavernosos e são formados por tecido esponjoso. Todo o comprimento do órgão sexual contém um labirinto de vasos sanguíneos sob a forma de espaços cavernosos.

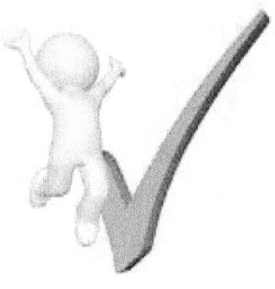

É alcançada uma ereção - é onde você deve prestar atenção - quando os vasos sanguíneos dos corpos cavernosos estão relaxados e se abrem devido às mensagens nervosas que estimulam o pênis e os impulsos do cérebro e dos nervos locais. O sangue circula através das artérias cavernosas para preenchê-las, o sangue fica preso sob alta pressão, o que incha o pênis, e pronto!, você tem uma ereção.

Portanto, em circunstâncias normais, quando você está sexualmente estimulado, o cérebro envia uma mensagem para baixo, através da medula espinhal e dos nervos do seu pênis. Então as terminações nervosas do pênis lançam alguns mensageiros químicos chamados neurotransmissores, que indicam às artérias que fornecem sangue para os corpos cavernosos que devem se relaxar e encher-se de sangue. Quando eles se expandem, os corpos cavernosos fecham as outras veias que normalmente drenam o sangue do pénis. Quando o pênis fica congestionado com o sangue, expande-se e endurece, causando a ereção. Problemas em vasos sanguíneos, nervos ou tecidos do pénis podem interferir com as ereções

Essencialmente, a disfunção erétil é simplesmente um problema com o fluxo de sangue e, portanto, é um problema que pode ser facilmente resolvido. Não há nenhuma necessidade de se sentir envergonhado ou evitar ter sexo, ou se irritar ou ficar deprimido, uma vez que a disfunção pode acontecer a qualquer um.

É normal não conseguir uma ereção até em 20% das vezes, e raramente requer tratamento. No entanto, a incapacidade de conseguir uma ereção em mais de 50% das vezes, geralmente indica que há um problema que requer atenção.

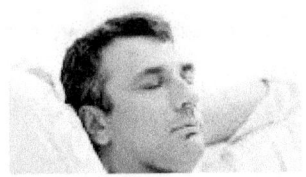

Sintomas da Disfunção Erétil

Muitas vezes, a disfunção erétil ocorre apenas em determinadas situações. Por exemplo, muitas vezes você pode ter uma ereção durante a masturbação ou pode acordar de manhã com uma ereção. E você não consegue uma ereção quando está com sua parceira sexual.

Nestas circunstâncias, é provável que a causa da disfunção erétil seja principalmente psicológica. No entanto, se você é incapaz de obter uma ereção em todas as circunstâncias, é provável que a causa subjacente seja física

O que causa a Disfunção Erétil?

Para conseguir uma ereção, devem ocorrer as seguintes 3 condições. Se algo interfere com qualquer uma ou todas essas condições, não e alcançada uma ereção completa.

A circulação de sangue no pênis deve ser boa.

As veias devem ser capazes de "reter e manter" o sangue dentro do pénis.

Deve haver um estímulo do cérebro.

As causas mais comuns da Disfunção Erétil incluem doenças que afetam o fluxo de sangue, tais como a aterosclerose (endurecimento das artérias) ou fuga venosa (veias fracas).

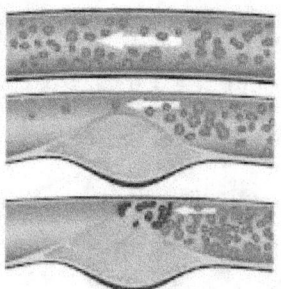

Também fatores psicológicos podem levar à disfunção erétil, como o stress, depressão e ansiedade pelo desempenho, bem como lesões no pênis. Além disso, as doenças crônicas, alguns medicamentos ou a doença de Peyronie (tecido cicatricial no pénis) também podem causar disfunção erétil.

Toda a angústia!

Atualmente a maioria dos homens realmente não entendem a disfunção erétil, suas causas e como pode ser resolvida eficazmente através de meios naturais e em casa, geralmente ficam assustados e chegam ao pânico e a conclusões irracionais. A falta de conhecimento gera medos infundados, gerando diversas ideias erradas e ao mesmo tempo ações impetuosas, que leva a muitos outros problemas em sua vida.

Felizmente todo esse sofrimento e problemas podem facilmente ser evitados através de dois processos bastante simples:

Entender e crer - acreditar verdadeira e absolutamente - que a disfunção erétil não é o fim do mundo. Não é permanente, você não está "estragado" para o resto da vida, e pode ser curado sem drogas.

Eu lhe aconselho a ler este livro do início ao fim, que a sua decisão seja de coração e que siga as instruções e orientações ao pé da letra.

Irá ajudá-lo a conhecer e compreender os diferentes problemas que podem causar a Disfunção Erétil, ou evitá-los, antes mesmo de ter que encontrar uma solução. Alguns destes problemas são simplesmente efeitos naturais de sofrer de Disfunção Erétil e não há muito que pode ser feito, mas pode aprender a lidar com eles e melhorar seus efeitos. Outros, no entanto, são geralmente consequências do pensamento dos próprios homens e, portanto, podem ser evitados facilmente se seguir as duas etapas acima sobre a mente.

Complicações da Disfunção Erétil

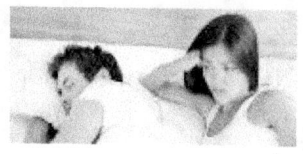

Uma Vida Sexual Insatisfatória

A complicação mais óbvia que acompanha a Disfunção Erétil é uma vida sexual insatisfatória. Sua vida sexual será pouco divertida e muito menos gratificante. Como você já imagina sua parceira também sofre as consequências da disfunção.

A verdadeira tragédia é que não há muito que pode ser feito sobre este problema, pelo menos não até que você se decide, efetivamente, para tratar sua Disfunção Erétil. A maioria das outras complicações da disfunção erétil podem ser resolvidas, você pode esperar para superá-las ou simplesmente não permitir esse problema surgir novamente.

A coisa mais difícil é não ter uma vida sexual satisfatória. Você só quer que desapareça, mas infelizmente este é um problema que não pode evitar. Não, a menos que você seja um grande gênio no tema sexual e você possa descobrir ou inventar uma maneira muito criativa para desfrutar do sexo, mesmo com um mau funcionamento do seu órgão sexual.

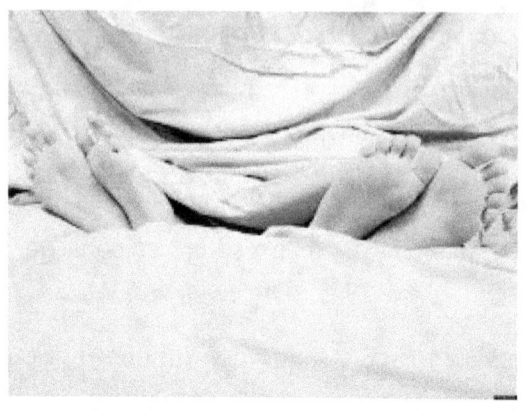

Deve haver formas, verdade?

Encontrá-las, no entanto, pode ser extremamente difícil e, nem para todos, são satisfatórias as inovações no sexo, não é verdade? Felizmente, existem métodos muito fácies e rapidamente disponíveis para resolver este problema. Continue lendo este livro e você vai descobrir todos eles.

Não se preocupe, ainda pode ter uma vida sexual satisfatória, emocionante e prazerosa, plenamente satisfatória novamente - com sua parceira ou outras - e talvez, com todos os métodos de tratamento naturais extremamente saudáveis que aprenderá, até mesmo você pode ter mais diversão e satisfação sexual do que antes.

No entanto, uma vida sexual insatisfatória, muitas vezes pode levar a outros problemas, e você precisa evitar que ocorram durante a realização do Tratamento Natural da Disfunção Erétil

Vou indicar a você algumas dicas sobre como evitar os problemas comuns que surgem ao realizar o tratamento para a melhoria da disfunção erétil.

Depressão

Onde você está preso agora, se chama círculo vicioso. É um dos problemas que devem ser evitados a todo custo, deve ter atitude e pensamento positivo, uma vez que o tratamento vai funcionar, não duvide. A depressão é uma doença crônica e está se tornando mais comum, talvez até mais do que a disfunção erétil. Ao combinar os dois problemas, no entanto, você pode se sentir em um poço profundo.

Os estudos têm mostrado que a disfunção erétil e os sintomas da depressão podem estar correlacionados positivamente e têm demonstrado que existe uma relação bidirecional entre as duas condições. Um extenso estudo revelou que os homens com depressão estão mais afetados pela disfunção erétil que os que não sofrem de depressão. Por outro lado, os homens com disfunção erétil também têm uma maior incidência de depressão. Além disso, os estudos também têm demonstrado que a incidência de disfunção erétil em homens com depressão é 1,82 vezes maior do que aqueles que não sofrem de depressão, e esta associação não é influenciada pela idade ou por fatores associados com o estilo de vida e circunstâncias ou uso de drogas.

A disfunção erétil não é geralmente a principal causa da depressão, é apenas um fator que contribui para ela, mas não causa a depressão diretamente. Muitos homens, se não todos, vê sua capacidade sexual como uma medida de sua masculinidade e tem alta prioridade para ele. Como resultado, aqueles que sofrem de disfunção eréctil, provavelmente se sentem frustrados e envergonhados pela diminuição na sua capacidade sexual. Isto pode levar estresse ao seu cotidiano. O fato de que eles são incapazes de alcançar uma ereção adequada, tal como o resto dos homens pode ter um grande impacto na autoestima. A maioria deles vai pensar que o seu problema com a Disfunção Erétil é culpa dele, embora não seja o caso.

A Disfunção Erétil provoca Depressão e a Depressão provoca Disfunção Erétil - cruel, não é verdade? De qualquer forma, não se preocupe a solução para esse problema vai ser revelada!

Ansiedade e Estresse

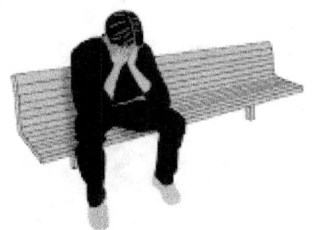

Outro círculo vicioso - isto está se tornando um conto de círculos, não é verdade? - e o que você precisa é impedir que se fechasse a seu redor, que é quando o estresse e a ansiedade causam a Disfunção Erétil e que é um amante vingativo, que recompensa você com uma forte dose de ansiedade e estresse. Pode ser um cocktail muito mórbido e para ser honesto, é melhor não sofrer ele.

A ansiedade e estresse são, no entanto, companheiros permanentes da Disfunção Erétil, e é essencial removê-los logo que eles aparecem. Como pode fazer isso? Você pode perguntar-se isso. Bem, por um lado, não é a disfunção erétil um problema para você? Você quer mais complicações na sua vida? Por outro lado, certamente, não existe nenhuma causa para você se sentir estressado ou ansioso.

A Disfunção Erétil não é como talvez você achasse permanente. Na verdade, é facilmente tratável e sem ter que pagar ultrajantes visitas ao médico, ou pagar grandes quantidades em medicamentos que não ajudam muito. Então, por que sofrer? Sente-se e relaxe, respire fundo e pense que é só seguir as instruções dos capítulos seguintes, não merece a pena?

Você não tem nada do que se preocupar. Sua vida sexual vai voltar ao normal muito em breve e pode até melhorar como resultado da dieta saudável recomendada. Você segue o tratamento em casa, afinal ninguém precisa saber, exceto sua parceira, e seus custos são muito baixos, porque você pode obter tudo o que você precisa no supermercado.

Relaxe elimine esses ciclos viciosos de sua vida e alcance a harmonia. Acalme-se, porque isso vai ajudar com o tratamento e acredite que, de agora em diante, vai desaparecer para sempre seu problema.

Vergonha ou Baixa Autoestima

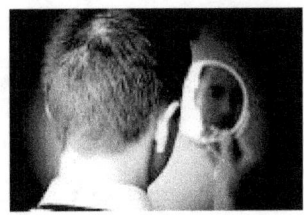

O fracasso é parte de nossas vidas, bem como o sucesso, e a maioria de nós têm enfrentado pelo menos alguns fracassos, alguns menos do que outros, de uma maneira ou de outra - na vida. No entanto, não alcançar ou obter uma ereção é bastante diferente do outro fracasso. É o primeiro e provavelmente o único obstáculo na vida, que fará você se sentir menos homem.

A Disfunção Erétil ameaça nosso ego e desafia nosso machismo, destruindo o nosso equilíbrio, nossa profunda crença na nossa própria superioridade, na invulnerabilidade. Tentamos uma ereção, falha, fica flácido, e o clímax é quebrado.

Em seguida, várias coisas acontecem em um curto espaço de tempo e somos abandonados, como conchas vazias.

Nossa frágil autoestima recebe um golpe duro e se quebra em um milhão de pedaços.

Nosso orgulho recebe um golpe fatal e morre imediatamente. Enterrado, um Dr. Frankenstein seria necessário para ressuscitar ele juntar os pedaços e você nunca mais será o mesmo novamente.

Somos homens envergonhados, só sombras do nosso passado, não funcionamos, incapazes de enfrentar os outros.

Isto é o que acontece com os homens que sofrem de Disfunção Erétil, mesmo temporária. No entanto, o que deve acontecer é: nada, res, nothing, zero!

Por que você deve perder sua autoestima?

O que lhe causa vergonha?

O que você fez errado?

Mais uma vez,

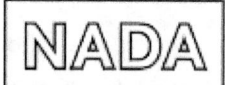

A disfunção erétil é um problema médico, como a gripe, febre, sarampo, ou qualquer outra doença que sofremos na vida. Você não se sente culpado por estas doenças, não é verdade?

Conflitos Matrimoniais ou de Relacionamento

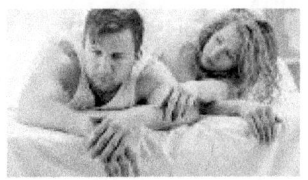

Uma relação íntima entre duas pessoas é muito pessoal e privada e é linda. Quando um homem sofre de Disfunção Erétil, no entanto, pode afetar e alterar seu relacionamento, tanto com ele mesmo como com sua parceira e muitas vezes as acontecem coisas desagradáveis, como é evidente do fato de que se estima que um de cada cinco divórcios seja um resultado direto ou indireto da Disfunção Erétil.

O homem pode se sentir desconfortável e culpado, o que torna difícil para ele falar com a sua parceira sobre isso. No entanto, a Disfunção Erétil tem impacto, não só no homem, mas em sua parceira também. Um problema comum entre os casais com Disfunção Erétil começa com a falta de sexo. Isso pode ter um efeito adverso sobre as questões da confiança, intimidade e proximidade. O homem se afasta fisicamente e emocionalmente devido à vergonha e o medo do fracasso. A parceira começa a acreditar que o homem está perdendo interesse nela, afetando sua autoestima e o sentimento de atração. A relação sofre, e o romance morre lenta e dolorosamente.

Realmente o homem não perde o interesse, mas pode ser que manifeste sinais de frustração e humilhação e não seja capaz de participar eficazmente nas preliminares sexuais ou atingir uma penetração. Além disso, muitos homens ainda acham que é inadequado expressar que eles precisam carinho, ou admitir que precisa de um abraço, ou buscar afeto. História e questões de DNA - ah, que vai ser de nós os homens?

Como outras complicações decorrentes da Disfunção Erétil, os problemas conjugais ou da relação não tem necessariamente que ocorrer e podem ser facilmente evitados. Tudo o que você tem que fazer é acreditar que pode curar a Disfunção Erétil, e fazê-lo, portanto, ficar longe de todos os problemas psicológicos que levam a relacionamentos malsucedidos e casamentos que terminam em divórcio.

A Impossibilidade de Deixar sua Parceira Grávida

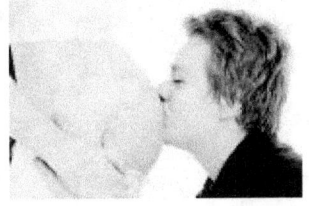

Como homens, aceitamos a ideia de que somos capazes de criar vida e estamos orgulhosos. Se perdermos essa capacidade, que somos então? É uma ideia assustadora para os homens, uma vez que é uma vergonha, um pensamento que nos deixa mutilados e devastados. Não ser capaz de engravidar a sua parceira, saber que você não pode ter filhos, pode ser trágico e pode gerar medo.

Os homens que sofrem de Disfunção Erétil e perdem a capacidade de deixar grávida à sua mulher por meios naturais, muitas vezes se sentem indignos, como amantes e maridos. Mais importante, eles começam a sentirem-se indignos como homens, e isso leva a reduzir as relações íntimas com sua esposa ou mulheres que ele ama.

Para muitos homens, toda sua autoestima está relacionada com a capacidade de agir como um homem, em todos os sentidos, também sexualmente. Quando ele está sozinho com sua esposa e é incapaz de ter uma ereção, pensa imediatamente: "Eu sou um perdedor". Da mesma forma, quando não é capaz de deixar grávida à mulher que ama, começa a pensar que é um fracasso, pelo menos como homem.

A incapacidade de engravidar também afeta negativamente às mulheres, enquanto o problema está no homem. A cada dia torna-se mais frustrante para ela, e o mais difícil é o fato de que qualquer frustração ou irritação pode levar a alienação e uma relação tensa. O medo ao abandono e a rejeição também podem começar. Também o cônjuge ou parceira sexual pode pensar que o seu companheiro é impotente só com ela, mas que pode com as outras, que as deixa uma sensação de traição e infidelidade.

Podemos dizer que a complicação mais comum da Disfunção Erétil é que torna a vida muito complicada. No entanto, isto não precisa ser assim. Se você continuar lendo e seguindo as orientações deste livro, você será capaz de acabar com a Disfunção Erétil e tudo o relacionado com as complicações que ela gera, definitivamente.

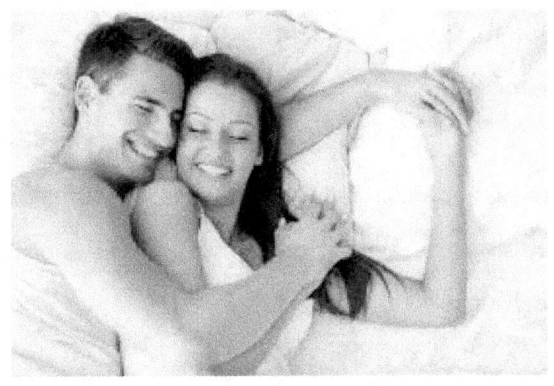

Por que Não Deve se Preocupar Ainda

Você não precisa se preocupar ainda, porque a ansiedade e a depressão não são a verdadeira causa de sua Disfunção Erétil, mas eles podem estar contribuindo para os efeitos que servem para agravar a sua situação. A verdadeira razão por que seu pênis não responde, é que o sangue que chega não é suficiente.

Vamos ver, vamos ser honestos, uma verdadeira causa para a preocupação seria se a situação fosse permanente, ou se você não pudesse fazer algo a este respeito, e se não houvesse nenhum tratamento ou cura disponível para você. Mas a Disfunção Erétil não é permanente, é temporária. Há muita coisa que pode fazer se você sofre com ela, e existe uma cura, um pode resolvê-la por si só, e o que é mais importante, o pode fazer em sua própria casa.

Além disso, você não terá que fazer desconfortáveis visitas ao médico ou testes humilhantes, compartilhar seu problema com alguém ou suportar enormes gastos com medicamentos, especialmente tendo em conta que os medicamentos que são prescritos não são eficazes para a cura da Disfunção Erétil.

Guia Funcional Completa

Então, qual é a cura milagrosa? E como ficar longe dos médicos?

Realmente, se pode eliminar efetivamente a disfunção erétil?

Mesmo se você se pode curar, é possível fazê-lo em casa, sem a ajuda de remédios e médicos?

A cura milagrosa está neste livro, o Tratamento Natural da Disfunção Erétil é um guia totalmente funcional para o tratamento da disfunção erétil, que mantém você longe dos médicos, já que oferece uma solução completamente natural, com uma lista completa de aminoácidos, enzimas e proteínas para ser incorporados em sua dieta.

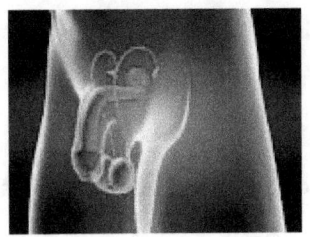

Sim, na verdade, as diretrizes apresentadas neste livro de fato, podem superar sua disfunção erétil e por extensão, todas as complicações que podem surgir. A solução aqui apresentada visa curar a Disfunção Erétil, centrando-se sobre as causas que a originam, em vez das causas superficiais, e fá-lo através de métodos totalmente naturais, com base na dieta, que são métodos muito eficazes.

Sim, realmente é possível curar a disfunção erétil, sem a ajuda de médicos ou drogas farmacêuticas, e sim, você pode fazê-lo em casa. Como? Bem, o problema principal é o fluxo de sangue inadequado que atinge seu pênis, e tudo o que você precisa fazer para curar-se, portanto, é restaurar um fluxo sanguíneo eficaz.

O Tratamento Natural da Disfunção Erétil ensinará você exatamente como fazê-lo, incorporando diferentes aminoácidos, enzimas e proteínas à sua dieta. Além disso, foram incluídas tabelas neste livro e tem diferentes receitas em outro livro, que aconselho comprar junto com este, chamado Receitas para a Disfunção Eréctil para ajudar você a estabelecer e seguir a dieta necessária para restaurar o fluxo de sangue no seu corpo e claro em seu pênis.

Causas da Disfunção Erétil

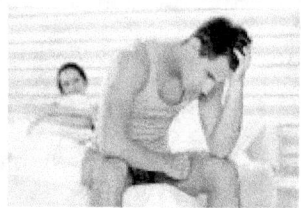

A excitação sexual masculina é um processo bastante complexo, que envolve o cérebro, hormônios, emoções, nervos, músculos e vasos sanguíneos. A Disfunção Erétil, não significa sempre que o sangue que recebe o pénis não é suficiente, pode ser o resultado de outro desses processos. Estresse e problemas de saúde mental também podem causar ou piorar a disfunção erétil. Muitas vezes, é a combinação de problemas físicos e psicológicos que causam a disfunção erétil. Por exemplo, um pequeno problema físico, atrasando sua resposta sexual, pode causar ansiedade por manter uma ereção. A ansiedade resultante pode, por sua vez, causar ou piorar a disfunção erétil.

Causas Psicológicas da Disfunção Erétil

O cérebro desempenha um papel fundamental na ativação dos eventos físicos que causam uma ereção, começando na sensação de excitação sexual. Muitas coisas podem interferir com os sentimentos sexuais e causar ou agravar a disfunção erétil.

Alguns delas são:
Depressão, Ansiedade e outras doenças de Saúde Mental
Estresse
Problemas de Relacionamento devido a Estresse, Má Comunicação e outras Preocupações
Causas Físicas da Disfunção Erétil
Na maioria dos casos, a disfunção erétil é causada por alguma razão física. As causas mais comuns são:
Alcoolismo e outras Drogas
Alguns Medicamentos
Obstrução dos Vasos Sanguíneos (Aterosclerose)
Diabetes

Doenças Cardíacas

Pressão Arterial Elevada

Colesterol Elevado

Baixo Nível de Testosterona

Síndrome Metabólica - doença que inclui, Aumento da pressão arterial, Níveis elevados de insulina, Gordura em torno da cintura e Colesterol alto

Esclerose Múltipla

Obesidade

Síndrome de Parkinson

A doença de Peyronie - desenvolvimento de Tecido Cicatricial no Pénis

Cirurgias ou Lesões que afetam à Área Pélvica ou da Medula Espinhal

Consumo de Tabaco

Tratamentos para o Câncer de Próstata ou Aumento da Próstata

Início da Solução

Ao contrário de muitos outros tratamentos, o que este livro tem para lhe oferecer são soluções simples, naturais e sem efeitos colaterais. Você conhecerá uma lista de alimentos e suplementos naturais que têm se mostrado eficazes nos homens que os testaram.

O que exatamente aconteceu com eles e como se sentiram depois?

O guia os ajudou a superar o problema, como a maioria disse após o tratamento, experimentaram ereções mais fortes e consideravelmente melhores, perdendo o medo a ter relações sexuais e superando a depressão e o estresse causado por esta situação.

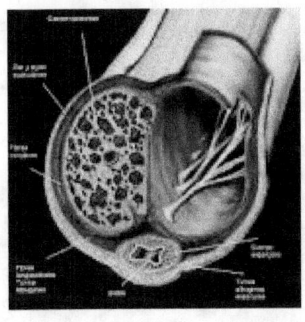

Os alimentos e suplementos que estão incluídos neste guia e nas receitas do livro de receitas para a disfunção erétil, têm uma coisa em comum: todos eles foram escolhidos com base dos aminoácidos, enzimas e proteínas que contêm e tem sido recomendado por estudos que encontraram a melhor combinação para uma dieta específica, obtendo o efeito desejado: ajudar a levar mais sangue para os corpos cavernosos do pênis.

Eu escrevi este livro com dois objetivos principais:

Chamar a atenção para o perigo das drogas populares, tais como Viagra e Cialis.

Oferecer uma solução eficaz, natural e que funciona para os homens que sofrem de Disfunção Erétil.

Eu sei o que é a Disfunção Erétil, eu sofri com ela e sei como faz você se sentir ansioso, nervoso e envergonhado!

Deixe tudo isso no passado, NESTE MOMENTO, porque esses problemas não preocuparam você nunca mais.

Agora é hora de aprender como curar permanentemente este problema!

Estou muito animado vendo que tal como eu, você tem decidiu desistir da escravidão das drogas das grandes empresas farmacêuticas e tratar-se com soluções 100% naturais, que sempre estiveram e estarão disponíveis para nós, mas nós não sabíamos!

Não sei vocês, mas eu pessoalmente, embora eu ame uma dieta saudável, eu odeio ir à academia e ter que desistir de minhas comidas favoritas. Se você estiver interessado, há programas para perda de peso que permitem você comer alimentos ricos em açúcar, doces e cremosos, que nós amamos, mas também ajudam você a perder peso sem medicamentos, dietas baixas em calorias ou exercício extenuante.

Bom demais para ser verdade?

Aposto que você está agradavelmente surpreendido.

Seguir as receitas do livro de Receitas depois de completar este Tratamento Natural da Disfunção Erétil ajudará você a manter seu corpo em forma, naturalmente.

Não só funcionou em mim, com certeza em você também.

100% natural!

100% eficiente!

Anteriormente conhecido como impotência

Impotência e Disfunção. Erétil

A palavra impotência está ultrapassada e é pejorativa, portanto, do ponto de vista médico é inapropriada, um termo que não é mais usado para descrever os problemas sexuais masculinos. O termo que descreve a dificuldade de alcançar ou manter uma ereção é "Disfunção Eréctil".

Uma breve história da Falta de Energia Sexual

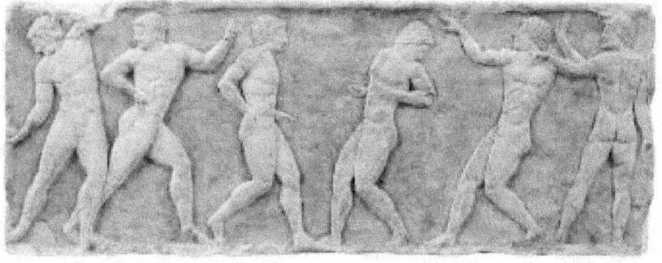

Curas de Ervas, Culinárias e Farmacêuticas

O mais extenso catálogo de estimulantes naturais para superar a disfunção erétil foi, no século I, o de Plínio o

Velho em sua História Natural. Ele diz que o alho-poro, "é afrodisíaco". A árvore terebinto ou terebintina "são afrodisíacos suaves". Acredita-se que o alho "atua como afrodisíaco, quando misturado com coentro fresco e acompanhado com um bom vinho". A água de ferver espargos serve para o mesmo. "A canha de Cipriano, chamado donax... tomada em vinho é afrodisíaca". As folhas do Clematis tomadas com vinagre... atua como afrodisíaco...

"O desejo sexual é animado pela parte superior da raiz de xiphium misturado no vinho; também pela planta chamada cremnos e pela ormenos azeda misturada com cevada".

Na antiga Grécia e Roma, as curas para a impotência usavam as partes de animais associadas com sua força.

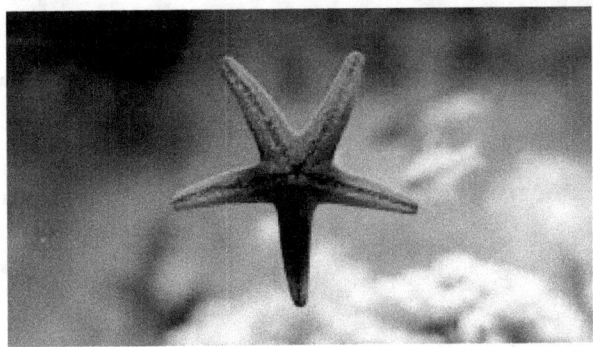

As cobras, uma vez que se pensava que elas se autorregeneravam, eram muito populares, e também os órgãos genitais dos galos e cordeiros foram amplamente consumidos. Na frente de um potro recém-nascido foi encontrado um "hippomanes", que, conforme relatado por Aristóteles, era um potente afrodisíaco. O pênis muitas vezes se assemelha ao lagarto, o que levou a Plinio a comparar ele com a grande potência de um lagarto, conhecido como azul liso: "Sua boca e pés, em vinho branco são afrodisíacos, especialmente com a adição de sementes de satyrion. (...) Uma porção do composto deve ser tomada com a bebida".

No De Animalibus, Albertus Magnus, um frade do século XIII, já explicou uns exóticos remédios para a impotência: "Se o pênis de um lobo é assado no forno, cortado em pedaços pequenos e mastigada uma pequena porção, o consumidor vai experimentar um desejo imediato de relações sexuais". Desde que os pardais fazem uma cópula frenética, segue...: "A carne de pardal seca e quente aumenta o desejo sexual e também induziu a constipação". Magnus descreve a estrela do mar como um afrodisíaco violento, que pode levar à ejaculação com sangue, mas que poderia ser curada com plantas frias tais como a alface.

O Diretório Físico das Mulheres (1739) afirmou que a impotência absoluta era rara. Mais comum era uma "capacidade fraca" porque a "deficiência de espíritos de animais, ou a sua cessação em fluir em abundância para os músculos em particular e outras partes para gerenciar a geração". Tais problemas poderiam ser devidos ao estresse, excesso, auto contaminação e gonorreia.

Outros homens derramam seu esperma "quase de repente, que eles ficam sem qualquer pensamento amoroso". Outros, por sua "vida rápida" e a bebida tinham esperma fraco ou estéril. Todos se beneficiaram do Prolifick Elixir do autor, O poderoso Confect e o Bálsamo Estimulante que prometeu "fortalecer os nervos, aumentar o espírito animal, restaurar uma floração jovem e obviamente, repor as fibras de todos os hábitos, com um generoso calor e umidade".

Que, além disso, permitia os homens prolongar o abraço e dar a suas companheiras "carinhos prévios e um flerte apropriado para elevar sua vontade".

No final do século XVIII, o Dr. Brodum ofereceu seu Nervous Cordia e o Botanical Syrup para reparar a fraqueza e preparar os homens para o casamento. Ebenezer Sibley, assim como Brodum e outros charlatães, publicou depoimentos dos consumidores supostamente felizes por sua reanimadora "Tintura Solar". Assim como Samuel Salomón, depois Samuel Auguste Tissot ofereceu uma lista de formulações para "fraqueza decorrente de abuso próprio" e ofereceu seu Bálsamo Cordial de Gileade para a "impotência ou fraqueza seminal". Ele aconselhou os pacientes tomar o bálsamo cordial e banharem-se os testículos em água fria ou em uma mistura de vinagre e álcool.

O Bálsamo Cordial de Gilead de Salomó era uma mistura de cardamomo, brandy e cantaridas, que supostamente favorecem a produção de sêmen e eliminam a flacidez dos músculos. Uma análise do Cordial Nervoso de Brodum revelou que consistia em uma mistura de genciana, calumbo e cardamomo. Embora tais misturas forem improváveis de reforçar como prometido, provavelmente fazia pouco dano. Assim como, provavelmente, as Pílulas e Bálsamo do Dr. Senate ou o Bálsamo Cordial de Syriacum de R. Mecca e o Extrato Neurosian da empresa Blake e o concentrado Guttae Vitae de Roos.

No século XIX, Frederick Hollick condenou a busca por um remédio para curar a impotência, mas concluiu que havia uma substância que causava calor, alegria e não deixava com depressão após o efeito, restaurando a energia sexual e o desejo - o cannabis.

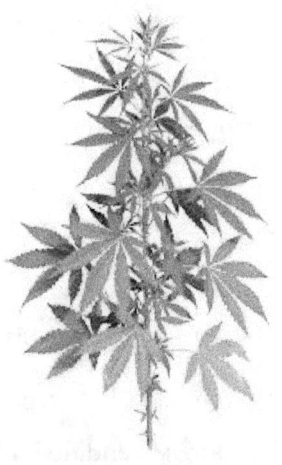

Como Hollick, a maioria dos médicos proporcionavam tônicos e estimulantes, mas só para contrariar seus concorrentes. Um estudo francês de 1830 recomenda o ginseng. Guillermo Acton prescreveu a estricnina e o ácido fosfórico com xarope de casca de laranja ou com xarope de gengibre. Nux vomica (estricnina), yohimbe e damiana eram particularmente populares. W. Frank Glenn afirmou que a damiana era o remédio mais eficaz. Em casos de total incapacidade de manter uma ereção, ele empregou uma combinação de fosfeto de zinco, damiana, ácido arsenioso e cocaína.

Até recentemente, as pessoas usavam cosméticos com arsênico e se orgulhavam disso. Aqui está um anúncio de um jornal em 1918. O pior é que arsênico, cádmio e outras toxinas, ainda são usadas pelos fabricantes conhecidos de cosméticos. A única diferença é que quando é descoberto, gera um escândalo, as empresas são multadas e paga a multa, o público procura por outros produtos mais seguros, mas, em pouco tempo se esquecem de verificar as composições dos produtos que usam.

Em 27 de março de 1998, o Viagra se tornou o primeiro medicamento oral aprovado pelos Estados Unidos para o tratamento da disfunção erétil. O Viagra, imediatamente, tornou-se o medicamento mais vendido da história. As ações da Pfizer subiram 150% em 1998.

As vendas de Viagra superaram os US$ 1 bilhão em 1999, com uma margem de lucro de 90 por cento. No entanto, Pfizer logo teve concorrentes. No ano 2003 chegou o Cialis, da Eli Lilly & Company & Icos e Levitra, fabricado pela Bayer AG y GlaxoSmithKline.

Curas Mecânicas e Cirúrgicas

Quando os experimentos elétricos entraram em voga no século XVIII, se afirmou que a eletricidade e magnetismo também poderiam combater a flacidez.

Os tratamentos galvânicos começaram a ser oferecidos no ano 1770. O famoso Dr. James Graham mencionou os perigos da impotência causada pela masturbação ou excessos conjugais, e que poderia ser curada com banhos frios, moderação e sua incrível cama elétrica.

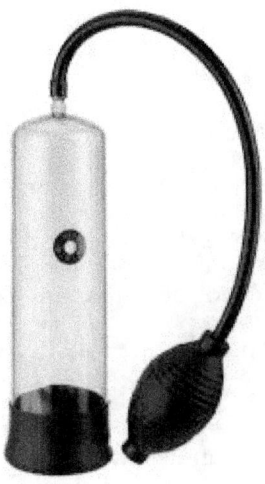

John J. Caldwell descreveu em detalhes a composição e a função do tecido erétil e como uma ereção é produzida pela a força nervosa. Se essa função era prejudicada, ele usava sua eletricidade - "estática, dinâmica ou interrompida"- para estimular a produção da força de nervo.

Ele disse que uma planta chamada Damiana, quando usada em combinação com a eletricidade, produz bons resultados em "muitos casos de perda parcial da virilidade, com assinalável sucesso".

Hammond, explicou como o galvanismo podia se aplicar com eletrodos conectados à coluna, períneo, testículos e pênis, embora ele descreva o efeito como "algo desagradável". Para se distinguir dos charlatães, alguns médicos evitavam as correias, discos e outros dispositivos.

No entanto, Vincent Marie Mondat, um famoso médico francês, acreditava no uso dos mais extravagantes e diferentes dispositivos externos. Ele inventou o "congestor", uma bomba de vácuo ou "aparato cansativo", que fazia entrar o sangue no pênis e que foi concebido para promover a ereção.

Entre as guerras mundiais do século XX, alguns médicos recomendaram ajuda sexual. "A tábua peniana, idealizada pelo Dr. Thad W. Williams é realmente viável e permite a introdução do pênis não ereto dentro da vagina em todas as circunstâncias", escreveu Victor Vecki. O Dr. Joseph Loewenstein sempre levou em conta a "mecanoterapia". Ele ressaltou que as bombas de sucção, tais como as do Dr. Zabludowski, forneciam apenas uma ereção ilusória, que desaparecia logo o pênis era retirado da bomba. Foram igualmente ineficazes o Erector-Sleigh, Gassensche Spirale, Atadura de Constrição de Gerson, um dobro-cilindro conectado a um fole para criar um vácuo, segundo

Loewenstein, "dá um grande volume para o pênis e faz parecer grotesco".

Loewenstein elogiou o suporte para pênis feito de metal leve, especialmente seu próprio Dispositivo de Treinamento da Relação Sexual, um tipo de dispositivo com rodas para o pênis. Ele consistia de dois anéis, um para cada extremidade do pênis e cabos revestidos de borracha entre eles, era coberto com um preservativo antes da penetração. Embora ele avisasse que se devia ter cuidado com o apoio e que o pênis estava sempre indo na mesma direção, Loewenstein prometeu que, a parceira do homem "experto" nem saberia que ele o estava usando.

Ele é chamou dispositivo de "treinamento", porque ele acreditava que, em muitos casos, a ereção do pênis flácido ocorria após a entrada e uma vez aprendido poderia acontecer normalmente. Supostamente, elas não olhavam nem o aparelho nem o cuidado necessário para "tirar o aparelho".

Em 1913 Victor Lespinasse, uma Professor da Northwestern University de cirurgia gênito-urinário, informou que ele tinha transplantado fatias de testículo humano no músculo de um homem que tinha perdido seus testículos. Quatro dias após a operação, disse Lespinasse, o paciente teve ereções fortes e insistiu em sair do hospital para satisfazer seus desejos.

O primeiro experimento de enxerto em um testículo inteiro foi realizado pelo Dr. G. Frank Lydston em si mesmo, em 16 de janeiro de 1914. Expressando sua decepção com preconceitos vulgares que até agora tem impedido o uso das glândulas sexuais dos mortos, Lydston friamente informou que ele transplantou em seu próprio escroto um testículo de um suicida.

L.L. Stanley, médico residente da prisão estadual de San Quentin, na Califórnia, em 1922 foi o primeiro que implantou os testículos de executados prisioneiros e depois passou a injetar nestes indivíduos, através de uma seringa dental, uma solução de testículos de cabra, carneiro, javali e de veado. No total, ele fez 1000 injeções em 656 homens. Stanley se inspirou na obra de Serge Voronoff, eminente cientista médico nascido na Rússia, que trabalhou no Collège de France.

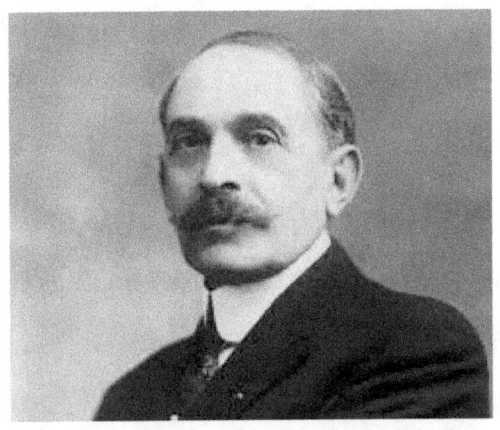

Voronoff, em 1919, chocou muitos por transplantar testículos de macacos em homens. Ele disse que à normal "forte excitação psíquica e sexual" seguia um ressurgimento da memória, da energia e das "funções genitais".

Os cirurgiões dos anos 1970 implantaram hastes de silicone no pênis de homens impotentes. Nos anos 1980, a American Medical Systems oferecia três modelos, o Malleable 600 Prótesis Peneal que consistia de duas barras de borracha que podiam ser dobradas por comodidade ou endireitadas para a penetração, a Prótese Peniana Dynaflex dois frascos cheios com líquido que quando apertado, inflavam o pênis; e o 700 Ultrex Prótese Peniana Inflável com tanque e bomba escondida no escroto. Os implantes penianos infláveis não foram verificados e examinados pelas Autoridades e causaram muitas falhas e infecções. No entanto estima-se que em uma década, foram implantados de 250.000 a 300.000 unidades.

Curas pela Magia, Rituais e Psicológicas

No século IV o médico Theodorus Priscianus aconselhou "ler histórias de amor". Ele chegou a sugerir: "Deixar o paciente cercado por belas mulheres e homens; além disso, dar-lhes livros para ler, que estimulem seus desejos e em quais as histórias de amor sejam tratadas *insinuadamente*".

Para se proteger contra a impotência, o homem romano podia usar uma pedra talismã ou amuleto. Afirmava-se que "o dente direito de um crocodilo pequeno usado como um amuleto garantia a ereção dos homens". Em Roma os homens usavam, como proteção contra o mau-olhado, uma réplica do pênis, chamado fascinum, da palavra "enfeitiçar". E finalmente um podia fazer um apelo aos deuses. "Enquanto estiver vivo eu espero que sua proteção / Agora. Abençoa-me, rígido Príapo: faze-me duro".

O astrólogo-herbalista do século XVII Nicholas Culpeper e a parteira Jane Sharp recomendaram que um homem, que, por causa da magia, não pode dar a sua esposa a "devida benevolência", deve urinar através de seu anel de casamento. Na França, o homem era forçado a urinar ou despejar um pouco de vinho branco ou através do anel de casamento ou pela fechadura da igreja onde se casou.

Uma grande pintura intitulada Vênus e Cupido de Lorenzo Lotto (c. 1480-1556) retrata uma versão da crença nesta simpática magia.

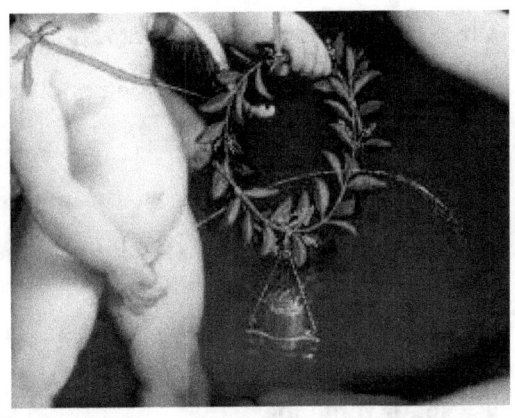

William H. Masters e Virginia E. Johnson foram as mais importantes terapeutas sexuais. Na década de 1960 trataram mulheres não orgásmicas e homens impotentes. Sua mensagem foi que com novos conhecimentos científicos, superar os problemas conjugais era relativamente fácil.

Tudo o que era necessário eram duas semanas de treinamento, a um custo de 2.500 US$. Ensinando técnicas de orgasmo terapia, técnicas de masturbação, afirmaram que era possível ignorar o condicionamento cultural e contornar a preocupação psicanalítica da psique, que poderia exigir anos de tratamento. Eles tranquilizavam seus pacientes, dizendo que o tamanho do pênis não é importante. Os homens só devem se relaxar, sabendo que relação sexual é, simplesmente, "uma função física natural".

Helen Singer Kaplan confirmou que foi "surpreendentemente fácil" curar o 50 por cento da população masculina que estava experimentando impotência ocasional, ou o que ele prefere chamar como disfunção erétil. Desde que a ansiedade é o principal problema, ela convence os homens a abandonar "a preocupação com o seu parceiro" e "ser egoístas".

Não precisa sentir vergonha!

A Disfunção Erétil pode ser um assunto embaraçoso. A maioria dos homens não se sentem homens se não são capazes de satisfazer uma mulher e ter ereções normais. Ser homem significa ter ereções, mas não é tudo o que há a fazer. Ser capaz de cuidar e manter um relacionamento, não só com sexo. Pode ser um bom trabalhador, um bom homem de negócios, um bom pai, bom marido, tratar às pessoas bem e ter respeito por si mesmo, por seus entes queridos e pessoas que estão perto de você. Manter uma atitude positiva pode ser a diferença no seu processo de recuperação. Isso ajudará você a programar o plano que este livro oferece, além de reduzir seu sofrimento mental, ajudando a evitar o stress, a ansiedade e a depressão.

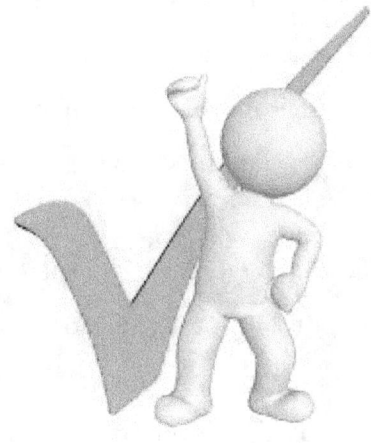

Você tem que ser forte!
Seu corpo também será mais forte em breve!

Equívocos

Na Inglaterra do século XIX, os charlatães reivindicavam que a causa principal da impotência, o antigo termo para a disfunção eréctil era a masturbação. O médico suíço Samuel Auguste Andre David Tissot, reputado neurologista protestante calvinista, professor e consultor do Vaticano, publicou em 1760 L'Onanism. O livro foi publicado em Nova Iorque em 1832.

Como uma questão vergonhosa, Tissot afirmou que a masturbação era responsável pela redução de resistência, da memória e a razão, da visão turva, dos distúrbios do sistema nervoso, dos distúrbios do apetite, das dores de cabeça e muitas outras doenças.

De acordo com ele: "A impotência é outro mal produzido pelo onanismo e às vezes é difícil de eliminar. (…) os tônicos mais úteis são a quina ou quinina, uma preparação de ferro, vinho, um banho morno e uma dieta nutritiva e abundante".

Vamos analisar suas ideias.

Ferro e dieta nutritiva?

Ambos recomendados atualmente em pacientes anêmicos e que são bons para aumentar a quantidade de glóbulos vermelhos. A anemia, também definida como uma baixa capacidade do sangue de transportar oxigênio precisa ferro e uma dieta saudável para ajudar a regenerar o sangue.

Vinho?

Eleva a pressão arterial e faz o sangue "mover-se mais rápido".

Estes remédios podem ter bons efeitos na Disfunção Erétil, mas não lhe aconselho a tomar suplementos de ferro e beber vinho para fugir de seus problemas; você poderia enfrentar efeitos colaterais importantes.

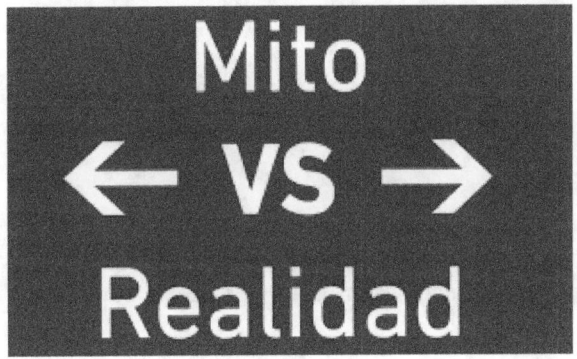

Separar Mitos dos Fatos

Há milhares de anos, os médicos, xamãs e esposas têm procurado o segredo para melhorar o desempenho sexual dos homens. Os homens já comeram de tudo, de moscas espanholas a misturas de raízes para encontrar uma maneira de melhorar a sua experiência sexual. O termo "melhora masculina", na verdade, abrange bastantes coisas. Pode ser o aumento do tamanho do pênis, aumento da libido ou do fluxo de sangue para a ereção.

Claro, há muitos mitos sobre este problema, principalmente devido à universal busca da melhoria do sexo, mas também por causa do desespero das vítimas.

Charlatães, médicos bem-intencionados e homens esperançosos ainda têm alguns equívocos sobre este assunto, ou do que é e o que a medicina moderna pode ou não fazer. Com o advento do Viagra, a questão da melhoria do sexo masculino deu um passo importante e levou a uma série de mitos que podem desencorajar um homem com problemas de ereção.

Mito: A disfunção erétil deve ser aceita como uma parte natural do processo de envelhecimento.

Realidade: Embora a Disfunção Erétil seja mais comum em homens mais velhos, não é uma parte natural do processo de envelhecimento. Portanto, deve ser visto como um problema médico, que requer um tratamento, bem como outras doenças, e que pode ser curada eficazmente. Igual que não vai deixar de tratar a hipertensão arterial causada pela passagem dos anos, não deve ignorar nem a disfunção erétil nem seus efeitos sobre o corpo.

Mito: Os homens abaixo dos 40 anos de idade não devem se preocupar sobre a Disfunção Erétil.

Realidade: Embora afeta mais a homens mais velhos, pode afetar a homens de qualquer idade. Isto é confirmado a cada dia atualmente, onde os jovens desenvolvem doenças que podem contribuir para a Disfunção Erétil, tais como diabetes, hipertensão arterial e doenças cardíacas.

Mito: Os medicamentos orais são a maneira mais eficaz para tratar a Disfunção Erétil.

Realidade: Embora seja verdade que a medicação oral pode, ocasionalmente, contribuir para melhorar o fluxo de sangue, são geralmente muito caros. A maneira mais eficaz para tratar a Disfunção Erétil é o descrito Neste Livro.

Mito: Há opções de tratamento limitadas para os homens com doenças como diabetes, hipertensão arterial e doenças cardíacas.

Realidade: Os homens com certas doenças devem evitar medicamentos orais e comprimidos, mas as opções de tratamento para a Disfunção Eréctil aqui apresentado não

51

irão afetá-los, porque não são usados medicamentos para tratar a Disfunção Erétil. A maneira correta de curar a Disfunção Erétil é usando métodos completamente naturais, com uma dieta muito benéfica para os homens, mesmo aqueles com estas doenças, tais como diabetes, hipertensão arterial e doenças cardíacas.

Mito: Há muitos produtos à base de plantas no mercado que podem tratar a Disfunção Erétil.

Realidade: Na verdade, existem atualmente vários produtos à base de plantas disponíveis e que oferecem proporcionar um tratamento eficaz para a Disfunção Erétil. O uso destes produtos pode, no entanto, ser perigoso para sua saúde. Talvez, então, é melhor seguir a solução oferecida neste livro.

Mito: Você terá que visitar um médico muitas vezes antes de iniciar o tratamento.

Realidade: O Tratamento Natural da Disfunção Erétil lhe oferece uma solução onde não é necessário ir a um médico, nem antes, nem durante nem após o tratamento. Na verdade, você pode começar imediatamente o tratamento para a Disfunção Erétil, e pode fazê-lo sem a ajuda de um médico.

Mito: A Disfunção Erétil afeta apenas ao homem que sofre o problema.

Realidade: A Disfunção Erétil tem um enorme impacto no homem, mas sem esquecer a sua parceira e entes queridos. A Disfunção Erétil muitas vezes provoca sentimentos de fracasso, frustração e baixa autoestima e pode também levar a um constante estresse e ansiedade, bem como causar depressão ou agressividade. Como resultado, os relacionamentos pessoais, de família e de negócios podem ser afetados se a disfunção não é tratada.

As Pílulas podem Resolver os Problemas de Ereção nos Homens?

Se você acredita na publicidade, por exemplo, que os medicamentos podem ajudar a arrefecer um carro superaquecido ou que uma nave descontrolada retorne a seu curso normal, isso vai permitir você de desfrutar de uma vida despreocupada. Certamente ajudar você a conseguir uma ereção não é problema para estas pílulas, então lhe oferecem uma vida espetacular, temporariamente, por alguns minutos. Na verdade, estas drogas resolvem uma gama muito limitada das doenças.

A Disfunção Erétil tem um elemento físico: o fluxo de sangue para o pênis é limitado. No entanto, na Disfunção Erétil nem todo vem da falta de fluxo sanguíneo. Muitas vezes a impotência é causada pela falta de libido, e o Viagra não resolve isso. Em alguns casos, o problema é psicológico, de problemas do casal, depressão ou ansiedade devido ao desempenho – e, portanto, pouco podem ajudar as drogas na vida sexual de um homem que sofre destes problemas. Os medicamentos não são uma panaceia.

Medicamentos, suplementos ou técnicas podem Aumentar o Tamanho do Pênis?

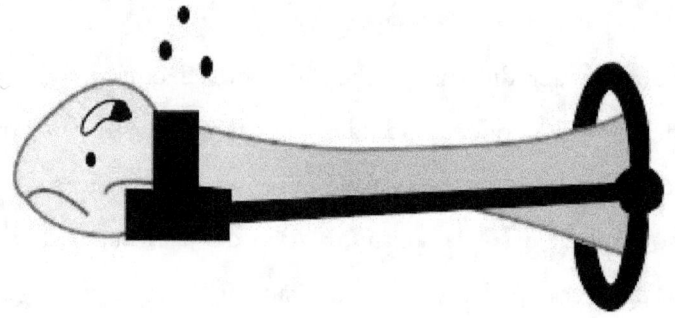

Os homens têm uma relação de amor e ódio com o tamanho do seu pênis. Eles querem saber quanto mede e comparar com o tamanho de outros homens e se eles acreditam que eles não vão ganhar a competição pelo tamanho, querem encontrar uma maneira de aumentar seu comprimento e largura. A história está cheia de métodos hilários, às vezes até mesmo perigosos, através dos quais os homens tentaram aumentar o comprimento de seus membros, e infelizmente, nenhum deles já funcionou para quem ousou experimentá-los.

Nunca disseram que o Viagra aumenta o tamanho do pênis, e a maioria dos suplementos não o oferecem. No entanto, há inúmeros sites disponíveis para homens interessados, demonstrando as técnicas de exercícios, cremes e suplementos que prometem aumentar uns centímetros o comprimento do pênis. Infelizmente, a única maneira de aumentar o tamanho do pênis é a cirurgia, cara e dolorosa, e felizmente os homens normalmente não permitem que um cirurgião trabalhe perto de sua masculinidade.

Somente os Idosos precisam de Ajuda com a Disfunção Erétil?

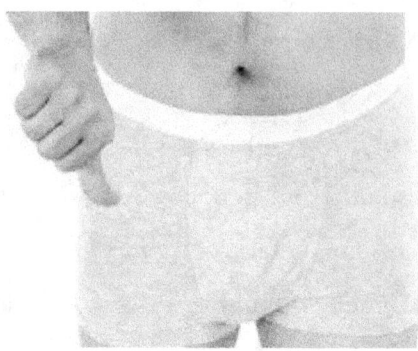

A ideia de que o homem precisa de ajuda com as ereções é culturalmente tabu, por isso as condições de aplicação devem ser as aceitáveis. Se você tem 70 anos e não consegue uma ereção, é uma coisa. É admissível e perdoável, embora possa causar constrangimento. No entanto, isto na verdade não é o caso.

Apesar de tabus, a Disfunção Erétil é um problema comum em homens de qualquer idade. Muitas condições clínicas podem causar esse problema, tais como diabetes, hipertensão arterial, arteriosclerose e depressão, para citar alguns. Desde que os homens de todas as idades estão sujeitos a essas doenças comuns, qualquer homem está em risco de Disfunção Erétil.

Que um homem de 40 anos não consiga ter uma ereção não é uma aberração nem qualquer coisa da que deva ter vergonha. É provável que seja um homem com problemas de saúde, que estão impedindo ele de desfrutar de uma vida sexual saudável.

A Disfunção Erétil está na Cabeça do Homem?

Os homens se sentem culpados de muitas coisas e por muitas razões quando eles têm problemas de ereção. As pessoas chegam a colocar sua sexualidade em questão, questionando se realmente se sentem atraídos por sua parceira, ou se já não gostam de sexo, ou eles são pouco ativos sexualmente. No entanto, como vimos acima, muitos problemas físicos podem causar a Disfunção Erétil, que geralmente nada têm a ver com a psicologia do homem, embora às vezes possa afetar.

A diabetes, antidepressivos e dor crônica são apenas algumas das razões não psicológicas da Disfunção Erétil.

No entanto, este mito tem um pouco de verdade. Muitas vezes os problemas mentais podem afetar a libido dos homens e sua capacidade para alcançar ou manter uma ereção. A ansiedade e a preocupação com seu corpo afetam homens e mulheres. As razões psicológicas, como depressão e transtornos de estresse pós-traumático, podem deixar um homem desinteressado em qualquer tipo de atividade física, não só pelo sexo. Nesses casos, a melhor solução é visitar um terapeuta para recuperar a sua vida sexual e superar os problemas da vida.

Nunca melhora a Disfunção Erétil?

A boa notícia é que a Disfunção Erétil tem solução, e que muitas soluções que eram impensáveis há 20 anos estão agora disponíveis. É verdade que o desejo sexual do homem diminui com a idade, mas há sexualidade ao longo de toda a vida do homem, embora muitas pessoas pensam o contrário. É completamente normal que homens e mulheres com 50, 60 ou 70 anos mantenham sexo com total normalidade, então se você tem falta de libido ou ereção deve tomar medidas para continuar a desfrutar de uma vida sexual saudável para toda a vida.

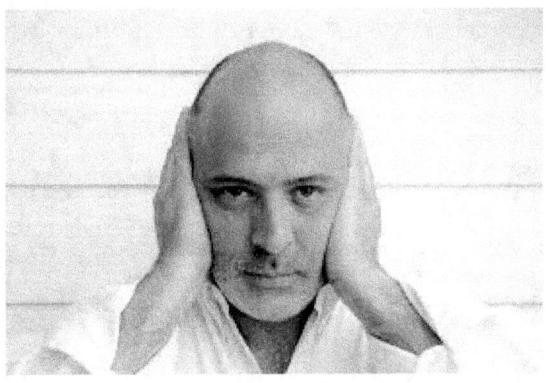

Os medicamentos e suplementos para a disfunção erétil não fazem milagres, mas podem ajudá-lo a superar o problema. Ainda que seja inúteis para problemas psicológicos, eles certamente ajudam em problemas sexuais causados pela idade, doença ou medicamentos.

Que você atualmente esteja sofrendo de Disfunção Erétil não significa que não pode obter ajuda e superá-la.

A Vida é Cheia de Surpresas

Na verdade, logo que possível deve aceitar o fato de que a Disfunção Erétil pode ser realmente tratada e muito eficazmente, e que você vai superá-la em breve. Você precisa acreditar que não há realmente nenhuma necessidade de entrar em pânico ou sentir-se deprimido, porque existe cura e seguindo as instruções deste livro terá uma vida sexual satisfatória e agradável.

Se você ainda tem dúvidas e medo que sua situação pode ser permanente, que então nunca mais poderá ter relações sexuais normais ou ter filhos, leia as seguintes histórias, de pessoas que a sofreram e superaram a Disfunção Erétil. Eles aprenderam a lidar com a situação e superar o seu problema. Talvez você também aprenda que a vida, embora às vezes difícil, também pode estar cheia de surpresas.

Veja estes casos:

1) Com 58 anos, Paulo é o último homem da família. Casado há 25 anos, tem uma filha de 19 anos em idade universitária e manteve-se fiel à sua esposa durante o casamento. Quando a filha dele se mudou para o campus universitário o Paulo pensou que iria desfrutar uma segunda juventude com sua esposa. Esta é a história de sua batalha com a Disfunção Erétil.

"Ele foi criado com a crença e que sempre acreditou, que a família é a coisa mais importante de um homem. É a sua alegria, sua responsabilidade e sua carga, prever, cuidar, proteger e amar.

Por isso sempre cuidou e amou tão profundamente quanto possível, a sua esposa Ana. Quando sua filha nasceu, a amou muito, tão verdadeiro e profundamente quanto possível. Ele e sua esposa a alimentaram, protegeram, educaram e acariciaram durante 19 anos e deixaram todo o resto em espera, incluindo a sua vida sexual. Como pais, não poderiam estar mais orgulhosos de sua filha e nunca se arrependeram dos sacrifícios e compromissos que fizeram durante esses anos.

"Agora que sua filha chegou a uma idade independente e foi morar no campus da universidade, eles pensaram em reacender o romance e retomar sua vida sexual. Não sabia, que essas ideias se quedariam de novo em espera e esta vez, ele era a causa".

"Ele descobriu que estava sofrendo de Disfunção Erétil, e por algum tempo esteve profundamente deprimido. Ele não podia ter ou manter uma ereção, somente em raras ocasiões e cada vez estava mais estressado e ansioso. O mais lamentável é que o humor dele começou a afetar a Ana, e como não afetaria? Ela se frustrou e ele se tornou um homem irritável. Todos aqueles anos de espera, apenas para descobrir agora a frustrante Disfunção Erétil, a situação parecia muito injusta. Basta dizer, que os meses seguintes não foram os melhores de suas vidas, e que não lembrava de ter visto Anna tão infeliz durante seus 30 anos juntos".

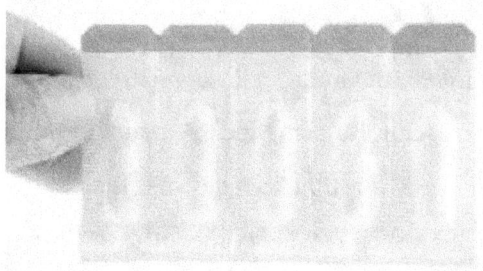

"No entanto, às vezes quando a vida leva embora algo, depois ela nos retorna em dobro, ele iria aprender uma lição do instável que pode realmente ser. Pouco antes do desespero total, Ana descobriu o Tratamento Natural da Disfunção Erétil, e tudo mudou para eles. Embora Paulo reconhecesse que inicialmente ele seguiu as recomendações do livro sem entusiasmo, e que muitas vezes foi Ana quem tive que lembrá-lo, constantemente, que devia seguir a dieta".

"Estava indeciso, sempre pensou, como poderia a dieta de um livro conseguir o que os médicos e a medicina falharam? E, no entanto, ele estava errado. A solução fornecida pelo Tratamento provou ser o milagre da cura que o Paulo e Anna tinham rezado para encontrar. Mas não só o tratamento o ajudou com seu problema, também lhe permitiu desfrutar uma vida sexual saudável com sua esposa novamente e renovar sua confiança em si próprio. Mais importante ainda, ajudou a salvar seu casamento, porque como ele reconheceu realmente a Disfunção Erétil e seus efeitos sobre ele, os estava levando à separação do casamento".

2) Josivaldo era um homem que não perdeu nunca qualquer festa da cidade. Trinta e dois anos e ainda saia cada dia de festa, assim como um adolescente. Mudava de namorada como de meias, ou seja, até que a Disfunção Erétil chamou à sua porta.

Aos 32 anos, lhe diagnosticaram Diabetes tipo 1. Quando diagnosticada, os médicos relatam sobre tudo o que deve ser cuidado, os problemas de circulação nos pés, problemas nos olhos, nos rins, fígado, coração e eventualmente chegam a comentar a Disfunção Erétil.

No início, foi um coquetel de pânico, vergonha, ansiedade e estresse, tentou de tudo, bomba de vácuo, medicações orais, supositórios e injeções.

A bomba de vácuo foi a primeira coisa que experimentou, de fato, tentou duas vezes.

Sua vida se desfazia em pedaços!

Parecia a única coisa que poderia ser feita naquele momento.

Ele nem sabia como expressar o irritado que estava. Você coloca seu pênis no cilindro, bombeia o sangue para seu pênis, coloca a banda na base do pênis, e a banda mantém o sangue. Você deve vê-lo!

Isso não ajudou com seu problema, nem um pouco, foi o fato que o convenceu que estava completamente, totalmente, pronto para não desistir de seu estilo de vida. Amava as mulheres, e ele gostava ainda mais de fazer amor com elas. Ele não ia desistir sem lutar.

Custou-lhe um pouco usar os supositórios. Ele não podia aceitar a ideia de colocar alguma coisa dentro do pénis, quando se presume que todo deve ir embora. Então, ele tentou medicações orais. Às vezes funcionou, mas na maioria das vezes era ineficaz, em suma, esse sistema falhou com ele. A única coisa que aconteceu, no entanto, foram problemas no estômago.

As injeções chegaram depois. Eles funcionaram bem no começo, mas nada lhe deixava mais decepcionado que ter que desculpar-se para ir ao banheiro, preparar a agulha e injetar. Ele se injetava toda vez que conhecia uma garota, pelo menos até que se tornou insuportável, o que foi muito cedo. Quando sua Disfunção Erétil se agravava ele aumentava a quantidade de medicação na injeção. Aumentou seu nível de estresse, bem como a ansiedade, e logo as injeções deixaram de funcionar completamente, mesmo quando tinha coragem para injetar novamente.

Não conseguia entender porque isso acontecia com ele. Sem histórico anterior de Disfunção Erétil nem diabetes em sua família e sempre tentou levar um estilo de vida muito ativo e saudável. Até então ele estava feliz, se sentindo um homem saudável, que, aos 32 anos, tinha uma vida sexual fantástica.

Quando sua masculinidade parou de funcionar, especialmente para alguém como ele, ele afundou-se. Isso afetou sua autoestima.

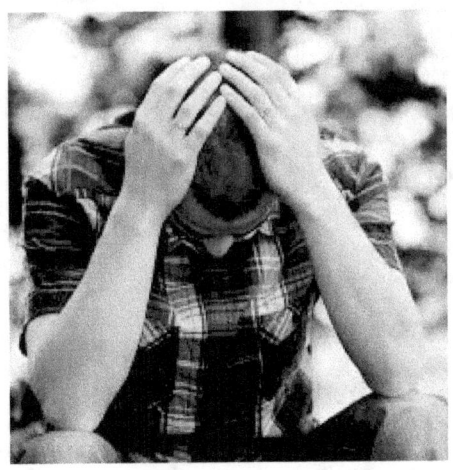

Bateu com força no seu orgulho!

Pensou que era culpa dele. Sentia-se muito solitário e começou a ter problemas até mesmo para falar com as mulheres e muito menos tentar seduzi-las. Escusado será dizer, afundou-se em uma depressão profunda. Não só parou de fazer sexo, também se afastou da vida social.

Foi durante aqueles momentos de profundo desespero que lhe recomendaram o Tratamento Natural da Disfunção Erétil e, como ele disse mais tarde, queria ter descoberto ele antes. Ele poderia ter evitado a vergonha, dor e angústia. Entretanto, agora está feliz, aprendeu muito, ele amadureceu e restaurou sua vida sexual, agora ele vê sua masculinidade como um tesouro que deve manter e cuidar.

Regalei-lhe uma cópia do meu livro de Receitas para a Disfunção Erétil, ele vai tentar segui-las, mas para isso tem que comer mais em casa e menos na rua, uma decisão sábia.

Obter Ajuda

Perguntas mais Frequentes

A Disfunção Erétil é a incapacidade de atingir e manter uma ereção adequada para a relação sexual. Esta disfunção não é necessariamente normal em qualquer idade e é diferente de outros problemas que interferem com a relação sexual, como a falta de desejo sexual e os problemas com a ejaculação e orgasmo.

É muito comum a Disfunção Erétil?

De acordo com as estatísticas dos sistemas nacionais de saúde, aproximadamente 5% dos homens de 40 anos de idade e entre 15% e 25% de homens de 65 anos experimentam disfunção erétil em algum momento.

Um problema muito mais comum, que afeta à maioria dos homens em algum momento de sua vida, é conseguir uma ereção, o que pode ocorrer por vários motivos, como beber muito álcool ou estar muito cansado ou estressado.

É normal não conseguir uma ereção até em 20% das vezes, e raramente requer tratamento. A incapacidade de conseguir uma ereção em mais de 50% das vezes, geralmente indica que há um problema que requer tratamento.

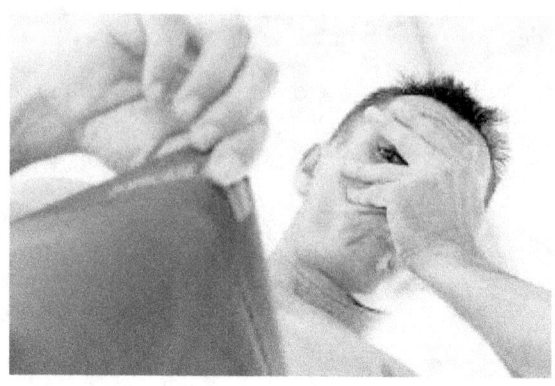

O que causa a Disfunção Erétil?

Para conseguir uma ereção, devem ocorrer as seguintes condições:

A circulação de sangue no pênis deve ser boa.

As veias devem ser capazes de "reter e manter" o sangue dentro do pénis.

Deve haver um estímulo do cérebro.

Se algo interfere com qualquer uma ou todas essas condições, não e alcançada uma ereção completa.

As causas mais comuns da Disfunção Erétil incluem doenças que afetam o fluxo de sangue, tais como a aterosclerose (endurecimento das artérias) ou fuga venosa (veias fracas) fatores psicológicos, tais como stress, depressão e ansiedade; e lesões no pênis. As doenças crônicas, alguns medicamentos ou a doença de Peyronie (tecido cicatricial no pénis) também podem causar disfunção erétil.

A Disfunção Erétil pode ser Prevenida?

As pessoas que estão em risco de desenvolver disfunção erétil devido à conduta pessoal, como beber muito álcool, podem tomar medidas para evitá-la. No entanto, outras causas da disfunção erétil geralmente não são evitáveis.

Qual é o Especialista que trata a Disfunção Erétil?

O especialista dependerá da causa do problema. Baseado na história clínica da sua família, bem como na sua própria história clínica e a sua saúde atual, seu médico pode tratá-lo com medicamentos tomados por via oral, como o Viagra ou similares. Se isso não funcionar, pode aconselhar você ir ao urologista ou psicólogo.

O Que Devo Fazer se tenho problemas para Atingir e Manter uma Ereção?

Se você suspeitar que você sofre de disfunção erétil, converse com seu médico. O médico pode realizar alguns testes para identificar o que está causando o problema e encaminhá-lo a um especialista, se necessário. Uma vez identificada a causa, existem vários tratamentos possíveis.

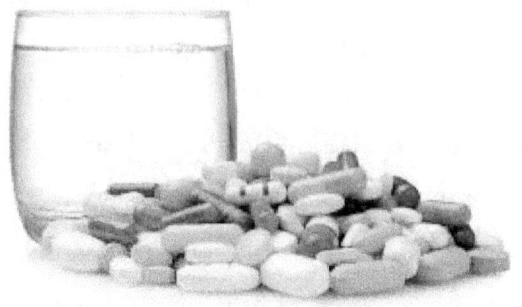

Como é tratada a Disfunção Erétil?

Existem muitas maneiras de tratar a disfunção erétil, incluindo medicação oral, terapia sexual, injeções no pênis, supositórios, bombas de vácuo, cirurgia. Cada tipo de tratamento tem suas próprias vantagens e desvantagens.

O seguro de saúde cobre o tratamento da Disfunção Erétil?

A cobertura depende do tipo de tratamento prescrito. Se se provar que uma doença pode causar a disfunção erétil, o plano de saúde o cobrirá, geralmente, pelo menos alguns deles. No entanto, a terapia sexual e alguns medicamentos, normalmente não são cobertos. Consulte a sua companhia de seguros para determinar se o tratamento que você está considerando será coberto.

Por que Não Tenho uma Ereção?

Assim como o mercado de valores mobiliários e as galáxias, as ereções são coisas misteriosas que parecem ter uma vida própria. Quando não acontece, pode ser difícil (então) entender a razão. Mas estas respostas podem ajudar.

Está Tudo na Minha Cabeça?

Provavelmente NÃO!

Na maioria dos casos, a Disfunção Erétil é causada por alguma razão física ou por uma combinação de problemas físicos e emocionais. A diminuição do fluxo sanguíneo, em particular, o estreitamento dos vasos que fornecem sangue ao pénis, muitas vezes é a principal causa da Disfunção Erétil em homens mais velhos. Os problemas emocionais são os mais frequentes em homens jovens.

Independentemente das razões, a Disfunção Erétil pode levar à culpa, depressão, stress e ansiedade. Por isso é importante procurar respostas.

O Problema é Físico ou Psicológico?

O estresse, ansiedade e a depressão podem causar a Disfunção Erétil. Você tem ereções de manhã ou dormindo? Se assim for, o problema provavelmente não é físico. Se você não tiver certeza, existem testes disponíveis para verificar as ereções noturnas.

Qualquer doença que afeta os nervos ou vasos sanguíneos pode afetar sua capacidade de ter ereções.

Pressão arterial elevada, doenças do coração, diabetes e esclerose múltipla podem causar a Disfunção Erétil. De fato, 60% dos homens com diabetes têm problemas com as ereções. Problemas hormonais, tais como níveis baixos de testosterona, também podem afetar os homens mais velhos. Tratamentos para o câncer de próstata (cirurgia, radiação) também podem causar a Disfunção Erétil.

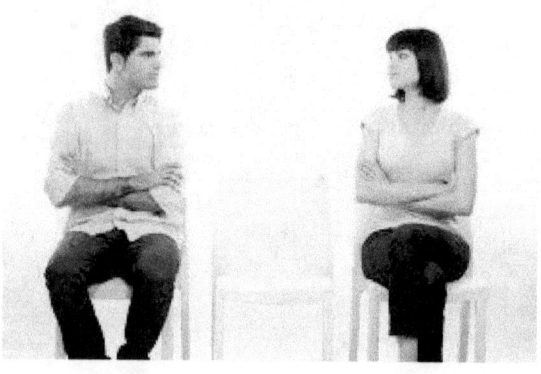

Podem ser Culpados os Medicamentos?

Talvez.

Vários tipos de medicamentos, como alguns antidepressivos, medicamentos para a pressão arterial (especialmente betabloqueadores), podem tornar difícil ter uma ereção. No entanto, se você acredita que sua medicação pode causar o problema, não pare de tomá-lo. Verifique com seu médico sobre quais são suas opções.

Meu Estilo de Vida Pode ser Importante?

Com certeza.

Excesso de peso, pouco exercício e tabagismo, todos podem agir contra o correto fluxo de sangue, que é a chave das ereções. E para alguns homens, um pouco de álcool pode ajudar, também, como Shakespeare escreveu, "provoca o desejo, mas remove o desempenho".

E a Minha Idade?

O envelhecimento não causa a Disfunção Erétil, mas é mais comum em homens mais velhos, como todos sabemos. De acordo com as estatísticas de saúde, aproximadamente

4% dos homens de 50 anos e cerca de 17 % dos homens de 60 anos, são incapazes de obter ereções. Em homens de mais de 75 anos, o percentual sobe para 47%. Os tratamentos podem ajudar os homens de todas as idades.

O que Posso Fazer?

Os estudiosos estão de acordo sobre estes primeiros passos:

Se você fuma, pare.

Manter os níveis de pressão arterial, o colesterol e o açúcar no sangue sob controle.

O que Diria um Médico Sobre as Suas Opções?

Os medicamentos para a disfunção erétil - sildenafila (Viagra), tadalafila (Cialis) e a vardenafila (Levitra) - são geralmente eficazes e podem ajudar se seu problema é ansiedade de desempenho ou de fluxo do sangue. As injeções, dispositivos de vácuo e bombas de compressão implantadas sob a pele são outras opções.

Para homens com baixos níveis de testosterona, pode ajudar a terapia de reposição, embora não sempre resolver a Disfunção Erétil.

O aconselhamento pode ajudar a resolver problemas de relacionamento ou emocionais, que podem estar influenciando.

Causas Físicas da Disfunção Erétil

Nos bastidores, é investido muito para conseguir uma ereção. Quando um homem se excita, os nervos do cérebro enviam a ordem pela medula espinhal ao seu pénis. Lá, os músculos se relaxam e o sangue flui para os vasos sanguíneos.

O resultado, se tudo correr bem, é um pénis rígido pronto para o sexo.

Infelizmente, nem sempre vai bem. Muitas doenças e, em alguns casos, seu tratamento, podem levar à Disfunção Erétil. Podem ser lesões, estilo de vida e fatores físicos. A Disfunção Erétil muitas vezes pode ser tratada, e encontrar a causa correta pode levar a um tratamento bem-sucedido.

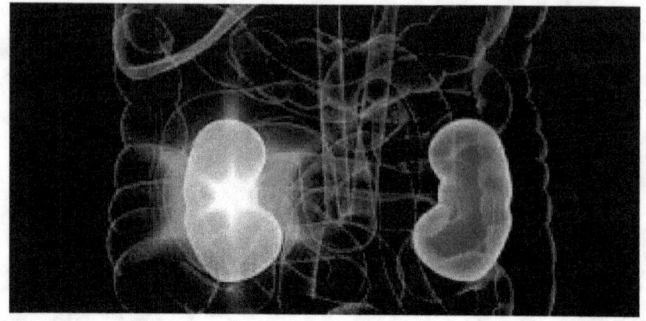

Diabetes

Esta doença crônica pode danificar os nervos e os vasos sanguíneos que ajudam a obter uma ereção. Quando a doença não tem sido bem controlada, você pode dobrar o risco de problemas de ereção.

Doença Renal

A doença renal pode afetar muitas coisas que você precisa para ter uma ereção saudável, incluindo hormônios, o fluxo de sangue para o pênis e algumas partes de seu sistema nervoso. Também pode enfraquecer o seu nível de energia e diminuir seu desejo sexual. Os medicamentos para a doença renal também podem causar a Disfunção Erétil.

Distúrbios Neurológicos (cérebro e nervos):

Você não pode ter uma ereção sem a ajuda do seu sistema nervoso e existem doenças que podem causar a interrupção dos sinais entre o cérebro e o pênis, causando a Disfunção Erétil. Tais doenças incluem o acidente vascular cerebral (AVC), esclerose múltipla, doença de Alzheimer e doença de Parkinson.

Doenças dos Vasos Sanguíneos:

As doenças vasculares podem bloquear os vasos sanguíneos. Diminui o fluxo de sangue para o pênis, tornando-se difícil conseguir uma ereção. A aterosclerose (endurecimento das artérias), pressão arterial alta e colesterol alto estão entre as causas mais comuns da Disfunção Erétil.

Câncer de Próstata

O câncer de próstata não causa a Disfunção Erétil, mas seu tratamento pode levar à disfunção erétil temporária ou permanente.

As causas físicas da disfunção erétil não estão apenas relacionadas com as doenças. Existem muitas outras causas possíveis, incluindo:

Cirurgia

A cirurgia do câncer de próstata e de bexiga podem danificar os nervos e os tecidos necessários para a ereção. Às vezes o problema desaparece, normalmente, em cerca de 6 a 18 meses. Mas os danos podem ser permanentes. Se isso acontecer, existem tratamentos para ajudar a restaurar sua capacidade de obter uma ereção.

Lesão

Lesões na pélvis, bexiga, medula espinhal e do pénis, que necessitam de cirurgia, também podem causar a Disfunção Erétil.

Problemas Hormonais

A testosterona e outros hormônios da libido do homem, um desequilíbrio pode eliminar seu interesse no sexo. As causas incluem tumores da hipófise, rins e doenças do fígado, a depressão e tratamento hormonal de câncer da próstata.

Fuga Venosa

Para manter uma ereção o sangue deve fluir para seu pênis, e deve permanecer no seu pênis. Perde-se a pressão muito rápido, uma condição chamada fuga venosa, na qual as veias do pénis não são fechadas corretamente, perderá a ereção. Lesões e doenças podem causar a fuga venosa.

Tabaco, Álcool ou Uso de Drogas

Todos os três podem danificar os vasos sanguíneos. Dificultando o fluxo sanguíneo para o pênis, que é essencial para uma ereção. Se as artérias (arteriosclerose) se endureceram, fumar muito aumenta o risco de Disfunção Erétil.

Medicamentos Prescritos

Existem mais de 200 medicamentos que podem causar a Disfunção Erétil.

Aumento da Próstata:

O alargamento da próstata, que é normal no envelhecimento dos homens, também pode influenciar a Disfunção Erétil.

Medicamentos Para a Disfunção Erétil

Se você tiver problemas para alcançar ou mantiver uma ereção e está interessado em medicamentos que podem ajudá-lo, primeiro de uma olhada no seu armário de remédios. Existem muitos medicamentos, com e sem receita médica, que podem causar a Disfunção Erétil. Estes medicamentos podem tratar uma doença, mas também podem afetar os hormônios masculinos, os nervos ou a circulação de sangue, resultando em Disfunção Erétil ou que podem aumentar o risco.

Se você tem Disfunção Erétil e acredita que pode ser o resultado de medicação, não pare de tomar a medicação sem primeiro falar com seu médico. Se o problema persistir, o médico pode prescrever um tipo diferente de medicação.

Outras substâncias ou medicamentos que podem causar ou piorar a Disfunção Erétil é o abuso de certas drogas, tais como:

Álcool

Anfetaminas

Barbitúricos

Cocaína

Maconha

Metadona

Nicotina

Opiáceos

Entre as complicações conhecidas que o uso e abuso dessas drogas podem causar, não é normalmente mencionado a Disfunção Erétil. No entanto, o uso dessas drogas pode causar a Disfunção Erétil. Estas drogas não só afetam e, muitas vezes, suprimem o sistema nervoso central, também podem causar graves danos aos vasos sanguíneos e a Disfunção Eréctil permanente como resultado.

Estilo de Vida e Disfunção Erétil

A maioria sabe que fumar faz mal para os pulmões, que o excesso de peso é ruim para o coração, e que o estresse pode causar dores de cabeça e ansiedade. Mas, você sabia que todos esses fatores também podem causar a Disfunção Erétil? Veja como o tabagismo e outros fatores de estilo de vida causam a Disfunção Erétil.

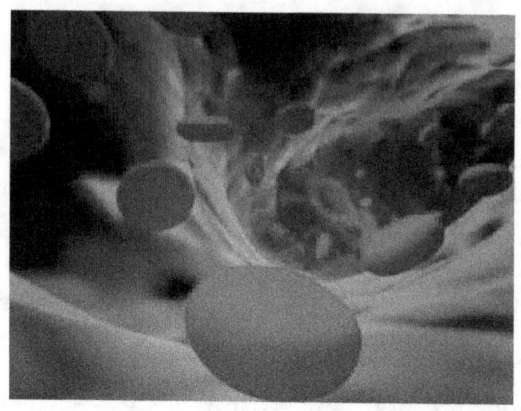

Fumar

Fumar aumenta o risco de aterosclerose (endurecimento das artérias), que pode reduzir o fluxo de sangue por todo o corpo, inclusive para o pénis, alterando a capacidade do homem de obter uma ereção. Parar de fumar pode ajudar alguns homens a recuperação parcial ou totalmente a função erétil.

Sobrepeso

De acordo com os urologistas, os homens com sobrepeso são mais propensos à Disfunção Erétil. O excesso de peso aumenta o risco de doença vascular, uma causa conhecida de disfunção erétil.

Estilo de Vida Sedentária

O exercício regular pode reduzir o risco de Disfunção Erétil.

Diabetes mal Tratada

A diabetes não controlada pode afetar às terminações nervosas do pénis e ao fluxo de sangue. Mantendo uma dieta saudável, fazendo exercícios regularmente e tomando os medicamentos adequados os homens com diabetes podem prevenir a disfunção erétil relacionada com a diabetes.

Colesterol Elevado

O colesterol elevado pode danificar os vasos sanguíneos do corpo, incluindo os do pênis. O colesterol também pode endurecer, reduzir ou bloquear as artérias que vão para o pênis. Manter uma dieta saudável, fazer exercício e tomar os medicamentos pode prevenir a disfunção erétil relacionada ao colesterol.

Consumo Excessivo de Álcool

Beber álcool em excesso (mais de duas doses por dia) pode inibir o funcionamento erétil, causando restrição no fluxo sanguíneo para o pênis, que pode afetar à produção do hormônio masculino testosterona, que afeta à libido e as ereções.

Uso de Drogas Ilícitas

Maconha, cocaína e outras drogas ilícitas podem causar impotência, elas danificam os vasos sanguíneos e restringem o fluxo de sangue para o pênis.

Estresse e Ansiedade

O estresse e a ansiedade são as principais causas da Disfunção Erétil temporária. O estresse excessivo pode impedir o relaxamento, sendo difícil de alcançar ou manter uma ereção. Menos estresse pode significar melhor funcionamento erétil.

Os homens podem tomar medidas ativas para prevenir a disfunção erétil ou melhorá-la através da adopção de um estilo de vida saudável.

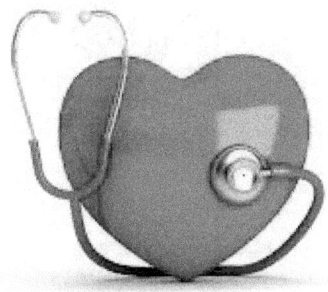

Disfunção Erétil e Doenças Vasculares

As doenças vasculares afetam os vasos sanguíneos. Restringem o fluxo de sangue para órgãos como o coração, cérebro e rins. Na disfunção erétil as doenças vasculares restringem o fluxo de sangue para o pênis. As doenças vasculares podem ser responsáveis por 50% a 70% dos casos de Disfunção Erétil.

A restrição do fluxo de sangue causada pela doença vascular é geralmente causada pelo acúmulo de colesterol e outras substâncias que podem bloquear os vasos sanguíneos. Em alguns homens os vasos sanguíneos do pênis e do resto do corpo podem não funcionar corretamente. Podem restringir o fluxo de sangue, sem perceber isso nos exames de sangue. A boa notícia é que as mudanças de estilo de vida e os tratamentos com drogas trabalham bem na doença vascular, que pode causar disfunção erétil.

85

Condições Associadas à Doença Vascular e à Disfunção Erétil.

Estas condições estão associadas com as doenças vasculares e com a obstrução das artérias.

Doença Cardíaca Coronária. (artérias bloqueadas no coração)

Pressão Arterial Elevada

Diabetes

Colesterol Elevado

Obesidade

A Doença Vascular Periférica afeta especialmente os vasos sanguíneos que fornecem sangue às pernas.

Se você tiver qualquer uma dessas condições, é óbvio que um problema com os vasos sanguíneos do pénis pode causar a Disfunção Erétil.

Além disso, fumar muito aumenta as chances de bloqueio das artérias e de doenças vasculares. Se você sofre de disfunção erétil, deixar de fumar pode ajudá-lo.

O que é uma Fuga Venosa?

Seu pênis deve armazenar sangue para manter uma ereção. Se as veias do pénis não podem reter o sangue, deixando o pênis duro durante uma ereção, vai perder a ereção. Isto é o que é chamado de Fuga Venosa.

A fuga venosa pode ocorrer devido às doenças vasculares. A fuga venosa também está associada com a diabetes, a doença de Peyronie (acúmulo de tecido cicatricial no pénis, causando ereções dolorosas), certas doenças dos nervos e até mesmo a ansiedade severa.

Disfunção Erétil

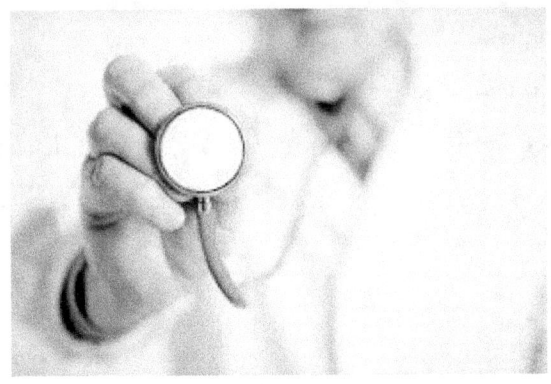

Prevenção

Nas pessoas com risco de Disfunção Erétil dar passos ativos para evitá-la pode ajudar a levar uma vida mais saudável. Algumas etapas que você pode realizar para prevenir a Disfunção Erétil incluem:

Parar de fumar (se você é fumante, tenho certeza que já ouviu isso muitas vezes... também eu o recomendo neste livro, desculpe).

Fazer Exercício Regularmente.

Manter um Peso Saudável.

Verifique sua Medicação.

Tomar os medicamentos prescritos, conforme indicado pelo médico.

Evitar o consumo excessivo de álcool (mais de duas doses por dia).

Evitar o uso ilegal de drogas.

Se você tem uma doença crônica, como diabetes ou doença renal, siga as orientações do seu médico para mantê-la sob controle.

Tratamento

Anos atrás, o único tratamento para a Disfunção Erétil era um implante peniano ou psicoterapia em longo prazo.

Embora as causas físicas sejam agora mais facilmente diagnosticadas e tratadas, os conselhos individuais o matrimoniais continuam a ser um tratamento eficaz para a disfunção erétil, quando é causada por fatores emocionais.

Como já mencionado acima, há três drogas disponíveis para tratar as causas físicas da disfunção erétil: o citrato sildenafila (Viagra), vardenafila (Levitra) e tadalafila (Cialis). Eles funcionam em quase três de cada quatro dos homens que os usam. Vários estudos têm indicado que a sua taxa de sucesso em homens com diabetes pode ser um pouco menor, com uma média de cerca de 60-65%.

As três pílulas melhoram os efeitos do óxido nítrico. Esta substância relaxa a musculatura do pênis, permitindo um maior fluxo de sangue. Essas pílulas não causam uma ereção por si mesma. Também é necessária a estimulação sexual. A sildenafila ou vardenafila devem ser tomadas uma hora antes do sexo. Eles são eficazes para cerca de quatro horas. Os efeitos da tadalafila duram até 36 horas. Os homens não devem fazer sexo mais de uma vez a cada 24 horas depois de usar estas drogas.

Antes da aprovação do Viagra, em 1998, o tratamento da disfunção erétil limitava-se ao alprostadil (prostaglandina [E.sub.1]), inserido na uretra ou injetado no pênis. As vendas dos três medicamentos para a disfunção erétil atingiram 3,4 bilhões de US$ em 2004. Em 2004 o Viagra teve aproximadamente 66% da quota de mercado, 19% o Levitra e 14% o Cialis. Vamos dar uma olhada os efeitos destas drogas em seu corpo e na Disfunção Erétil.

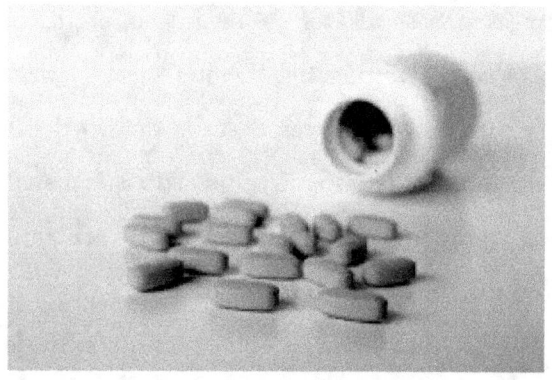

Viagra

O Citrato de Sildenafila foi originalmente desenvolvido em 1991 como um tratamento para a dor no peito ou angina. Esta droga, comercializada sob o nome de Viagra, recebeu a aprovação como tratamento para a disfunção erétil em março de 1998 e desde então já foi prescrito a mais de 20 milhões de homens ao redor do mundo.

Foi o primeiro medicamento oral aprovado para o tratamento da Disfunção Erétil. O Viagra é um vasodilatador, uma droga que dilata os vasos sanguíneos. Ele trabalha melhorando a circulação do sangue para o pênis e melhorar os efeitos do óxido nítrico, o agente que relaxa o músculo liso do pênis e regula os vasos sanguíneos durante a estimulação sexual, permitindo o pênis se encher com sangue e alcançar uma ereção.

A dose recomendada de Viagra é 50 mg. Ele vem em doses de 25 mg, 50 mg e 100 mg. O medicamento deve ser tomado uma hora antes da atividade sexual e pode permanecer em ação por até quatro horas. Uma desvantagem é que para ser eficaz, deve ser tomado com o estômago vazio. Além disso, os alimentos ricos em gorduras podem interferir com a absorção do Viagra. O Viagra não aumenta o desejo sexual. São necessárias a excitação e a estimulação sexual para torná-lo eficaz.

Muitas coberturas de seguro de saúde cobrem o custo do Viagra, sempre que prescrito para tratar a Disfunção Erétil. As pílulas custam cerca de 6 euros cada e as companhias de seguros podem limitar a cobertura a um determinado número de comprimidos cada mês.

O principal inconveniente do Viagra, que serve por cerca de uma hora uma vez tomado e é recomendado para homens com doença cardíaca ou pressão arterial baixa fazer um check-up completo por um médico, antes de usá-lo. Pelo menos 130 homens morreram até agora por tomar Viagra. No entanto, a análise confirmou que os homens, a maioria de mais de 64 anos, morreram de ataque cardíaco ou acidente vascular cerebral devido a problemas de saúde existentes agravados pela intensa atividade sexual, não pela droga em si.

Levitra

No início de 2003 foi aprovado um segundo medicamento para tratar a disfunção erétil, o Levitra. Como o Viagra, o Levitra ajuda a aumentar o fluxo sanguíneo para o pênis e pode ajudar os homens com disfunção erétil a alcançar e manter uma ereção. Quando o homem conclui a atividade sexual, o fluxo sanguíneo para o pénis deve diminuir e deve desaparecer a ereção.

O Levitra deve ser tomado cerca de 60 minutos antes da atividade sexual. Em ensaios clínicos, a maioria dos pacientes foi capaz de iniciar a atividade sexual antes desse tempo. Um estudo de 2004 mostrou que cerca de 50% dos homens que tomaram Levitra experimentaram uma forte ereção em 25 minutos e uma pequena percentagem muito mais rápida, em 10 minutos. Os estudos também mostraram que o Levitra melhora a função erétil em homens com outros fatores de saúde, tais como a diabetes ou cirurgia de próstata.

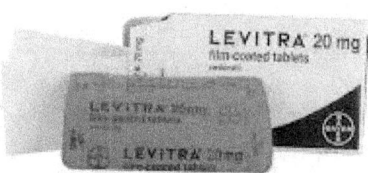

Os homens que tomam drogas com nitrato, frequentemente usadas para controlar a dor no peito (também conhecida como angina), não devem tomar Levitra. Os homens que usaram alfa-bloqueadores, que são prescritos às vezes por problemas de próstata ou pressão arterial elevada, não devem tomar Levitra. Essas combinações poderiam causar uma queda na pressão arterial para níveis perigosos. O Levitra vem em comprimidos com 2,5 mg, 5 mg, 10 mg e 20 mg e não deve tomar mais de um por dia. O custo médio da pílula é cerca de 6 Euros e é coberto por muitos seguros de saúde.

Cialis

O Cialis é a terceira medicação oral prescrita para tratar a disfunção erétil, foi aprovado em novembro de 2003. A diferença mais notável com Viagra e Levitra, que agem por quatro horas, é que o Cialis funciona por um período de até 36 horas. Cialis ajuda a aumentar o fluxo sanguíneo para o pênis, quando o homem está sexualmente estimulado. Pode ajudar homens com Disfunção Erétil a manter uma ereção adequada para a atividade sexual.

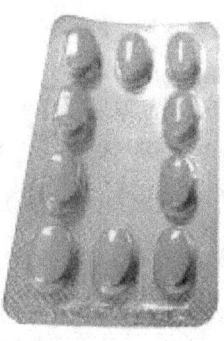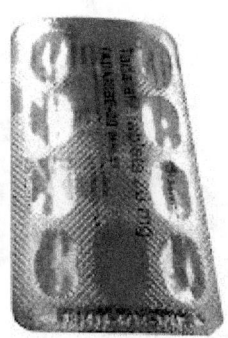

Quando o homem termina a atividade sexual, o fluxo de sangue para seu pênis diminui e a ereção desaparece. Está clinicamente provado que o Cialis melhora a função erétil na maioria dos homens com disfunção erétil, incluindo aqueles com disfunção erétil leve, moderada ou grave.

Os efeitos colaterais mais comuns do Cialis são dor de cabeça, dor de estômago, dor nas costas e dores musculares. Estes efeitos secundários geralmente desaparecem em poucas horas. Os pacientes sofrem de dor nas costas e dores musculares depois de tomar Cialis, geralmente por 12 a 24 horas. Dores nas costas e musculares geralmente desaparecem por si só em 48 horas.

Cialis vem em comprimidos de 5 mg, 10 mg (dose recomendada) e 20 mg. O Custo médio da pílula e sobre 8 Euros e coberto por muitos seguros de saúde. Desde que a absorção do Cialis não é afetada por alimentos ou alimentos ricos em gordura, você não o deve tomar de estômago vazio. Os estudos mostram que, na maioria dos homens, o Cialis começa a atuar em 30 minutos e a maioria dos pacientes podem tomá-lo uma vez por dia.

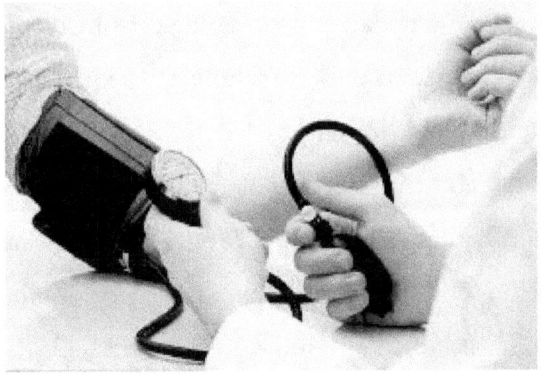

O Priapismo

É uma ereção prolongada, um efeito colateral potencial, embora muito raro, de todos os medicamentos para a Disfunção Erétil. As pessoas que tomam Viagra, Levitra ou Cialis que tem uma ereção prolongada por mais de quatro horas, devem procurar atendimento médico imediato. O priapismo pode causa danos para o pênis, que pode levar à incapacidade permanente para ter uma ereção.

Dado que a atividade sexual pode forçar o coração, os homens que têm problemas cardíacos devem consultar com seu médico para ver se é aconselhável a intensa atividade sexual.

Os medicamentos da Disfunção Erétil podem desencadear hipotensão temporária (pressão arterial baixa) e pode aumentar a atividade nervosa, então os médicos devem prescrevê-los com cuidado para homens com um histórico de ataque do coração, aterosclerose (endurecimento das artérias), angina, arritmia e problemas de pressão crônicos. Os medicamentos para a disfunção erétil não são recomendados ou aprovados para uso por mulheres ou crianças, ou por homens sem disfunção erétil.

Se depois de tomar um medicamento para a disfunção erétil, experimenta sintomas cardiovasculares, tais como tontura, dor no peito ou no braço, ou náuseas durante a atividade sexual, deve parar imediatamente a atividade. Nem deve tomar qualquer medicamento para disfunção erétil novamente, até que tenham visitado seu médico lhe explicado o episódio. Recomenda-se que homens com danos hepáticos ou renais e homens com idade superior a 65 anos, comecem com a dose mais baixa possível para a Disfunção Erétil.

Outras Opções de Tratamento

Apesar da disponibilidade comercial de Viagra, Levitra e Cialis tem sido útil para muitos homens, os pacientes com câncer de próstata e disfunção erétil causada por problemas psicológicos, muitas vezes exigem tratamentos alternativos. Uma alternativa comumente usada consiste em uma injeção de três drogas contendo alprostadil, cloridrato de papaverina e mesilato de fentolamina. Embora comumente referido como a "fórmula Knoxville", aparentemente pela cidade de sua introdução original, muitas fórmulas ligeiramente diferentes se têm utilizado em todo o mundo.

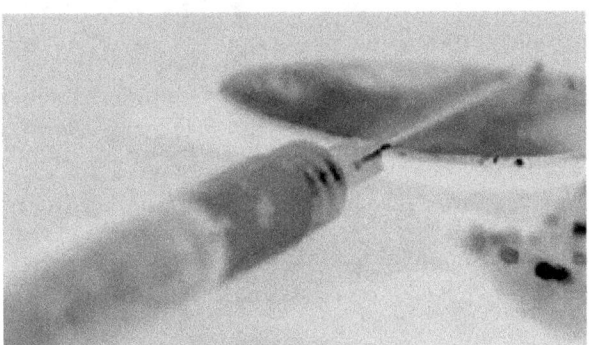

A preparação com três drogas é injetada nos corpos cavernosos do pênis para induzir a ereção.

Outras terapias tradicionais para a disfunção erétil incluem a terapia com bomba de vácuo, a terapia com injeções, que envolve a injeção de uma substância no pênis para melhorar a circulação sanguínea e o dispositivo de implante peniano. Em casos raros, por exemplo, se as veias estreitas ou são responsáveis pela disfunção, os cirurgiões podem redirecionar o fluxo de sangue para os corpos cavernosos ou eliminar as veias com vazamentos.

Na terapia de vácuo, o homem introduz o pénis em um cilindro de plástico e usa uma bomba para forçar sair o ar fora do cilindro. Isto forma um vácuo parcial em torno do pénis, que ajuda entrar o sangue para os corpos cavernosos. Então o homem coloca um anel especial na base do pênis, para manter o sangue dentro. O único efeito colateral deste tipo de tratamento são contusões ocasionais, se o vácuo é deixado muito tempo.

A terapia de injeções envolve a injeção de uma substância dentro do pênis, a fim de melhorar a circulação sanguínea e causar uma ereção. Para essa finalidade, em 1995 se aprovou uma droga chamada alprostadil (Caverject). O alprostadil relaxa o músculo liso do tecido para melhorar o fluxo sanguíneo do pênis. Deve ser injetado pouco antes da relação sexual. Outra droga semelhante que é usada às vezes é a papaverina. Ambas as drogas podem às vezes causar ereções dolorosas ou priapismo, que deve ser tratado com uma injeção de epinefrina. O alprostadil também pode ser administrado na abertura uretral do pénis.

Outra forma de tratamento é conhecida como Sistema Uretral Médico para a Ereção. Neste sistema, o homem insere um tubo fino com a largura de um espaguete na sua abertura uretral e pressiona para depositar uma pequena bola contendo alprostadil no interior do seu pénis. A droga leva cerca de 10 minutos para atuar e a ereção dura cerca de uma hora. O principal efeito colateral do tratamento é um sentimento de dor e queimação na uretra, que pode durar de 5 a 15 minutos. O processo de injeção é muitas vezes doloroso.

A prótese peniana implantável é geralmente considerada um último recurso para tratar a Disfunção Erétil. É implantado nos corpos cavernosos do pênis, para deixar rígido sem fluxo sanguíneo. Este tipo de prótese semirrígida consiste em um par de implantes de silicone flexível que pode ser dobrado para cima ou para baixo. Este tipo de dispositivo tem uma baixa taxa de falhas, mas, infelizmente, deixa constantemente ereto o pênis, o que pode ser difícil esconder baixo a roupa.

O tipo de dispositivo inflável consiste em cilindros que são implantados nos corpos cavernosos, um reservatório de líquido no abdômen, e uma bomba colocada no escroto. O homem aperta a bomba para introduzir o líquido no cilindro e fazer endurecer o pênis. (Se reverter o processo pressionando novamente a bomba) enquanto estes dispositivos permitem ereções intermitentes, tem uma taxa de avaria ligeiramente superior às barras de silicone. Os homens podem retomar a atividade sexual, de seis a oito semanas após a cirurgia de implante. Uma vez que os implantes afetam os corpos cavernosos permanentemente, eliminam a capacidade do homem de ter uma ereção natural.

Tratamento Alternativo

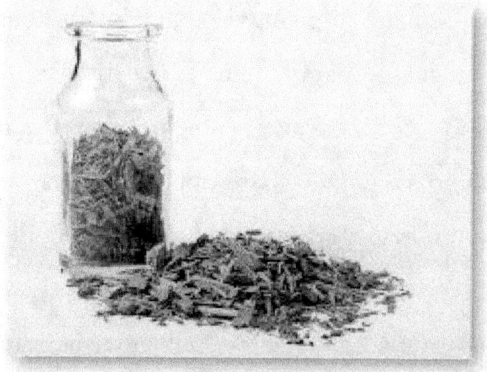

Existem muitas ervas que são usadas para o tratamento da Disfunção Erétil. O Yohimbe (corynanthe yohimbe), derivado da casca da árvore yohimbe nativa da África Ocidental é a mais amplamente utilizada. Tem sido usada na Europa por aproximadamente 75 anos, para tratar a Disfunção Erétil.

Na década de 1980 foi aprovado o yohimbe como tratamento para a disfunção erétil. Vendido como suplemento dietético e também como uma droga sob nomes como Yocon, Aphrodyne, Powerex, Yohimex, Testomar, Yohimbe e Yovital.

Não há nenhuma pesquisa médica clara mostrando exatamente como e porque o yohimbe funciona no tratamento da Disfunção Erétil. Popularmente acredita-se que o yohimbe dilata os vasos sanguíneos e estimula o fluxo sanguíneo para o pénis, causando uma ereção. Ele também impede o sangue fluir para fora do pênis durante a ereção.

Também pode atuar no sistema nervoso central, especificamente a área inferior da medula espinhal, onde os sinais sexuais são transmitidos. Os estudos mostram que é eficaz em 30-40% dos homens com disfunção erétil. É especialmente eficaz em homens com disfunção erétil causada por problemas vasculares, psicogênico (origem na mente), ou diabetes. Geralmente não funciona em homens cuja disfunção é causada pela lesão nervosa orgânica. Em homens sem disfunção erétil, em alguns casos o yohimbe parece aumentar o vigor sexual e prolongar a ereção. A dose habitual de ioimbina (extrato de yohimbe) para o tratamento da disfunção erétil é 5,4 mg três vezes ao dia. Deve-se tomar por três a seis semanas para fazer efeito.

Também é usado o Ginkgo para tratar a disfunção erétil, embora não tem sido demonstrado que ajuda em nenhum estudo controlado e provavelmente tem apenas um efeito psicológico. Além disso, o ginkgo tem algum risco de coagulação sanguínea anormal e deve ser evitado por homens que tomam anticoagulantes tais como Coumadin (varfarina).

Outras ervas usadas para tratar a Disfunção Erétil incluem a raiz do unicórnio, aletrius farinosa, saw palmetto (serenoa repens), panax ginseng siberian ginseng e eleuthrococcus senticosus.

O Strychnos nux-vomica também tem sido recomendado, especialmente quando a disfunção erétil é causada por consumo excessivo de álcool, cigarros ou excessos dietéticos. O nux vomica pode ser altamente tóxico se tomado incorretamente, pelo que deve ser usado somente sob a rigorosa supervisão de um médico com experiência na sua utilização.

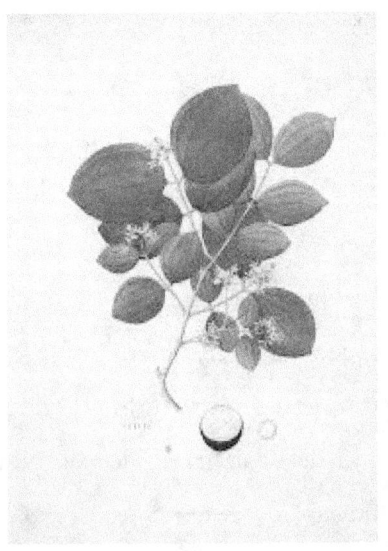

Existem alguns remédios de ervas chineses para a disfunção erétil, geralmente combinações de ervas e partes de animais, como veados e cavalo-marinho. A acupuntura é também utilizada para tratar a disfunção erétil, embora os médicos ocidentais questionem sua eficácia.

Remédios Naturais para a Disfunção Erétil

Da acupuntura à arginina, do ginseng para o suco de romã, os homens tentaram todos os tipos de remédios naturais para a disfunção erétil, que os médicos definem como a repetida incapacidade de obter ou manter uma ereção firme o suficiente para a relação sexual.

Mas, são estes remédios alternativos seguros?

Eles realmente funcionam?

A evidência científica que suporta o uso de remédios naturais para a impotência é incompleta; muitos dos estudos que parecem dar qualquer resultado positivo destes remédios foram tão mal projetados que seus resultados são suspeitos.

Simplesmente porque não há nenhuma evidência significativa que mostrar como diz Andrew McCullough, MD, professor associado de urologia clínica da New York University Langone Medical Center em New York City e um dos investigadores clínicos da Viagra (sildenafila). E antes que os homens com Disfunção Erétil comecem um tratamento natural, é aconselhável certificar-se de que não há nenhuma outra doença subjacente que precisa ser corrigida.

É um bom conselho.

Estima-se que 30 milhões de homens sofrem de Disfunção Erétil, e que 7 de cada 10 casos são causados por uma doença potencialmente mortal como a aterosclerose, doença renal, doença vascular, doença neurológica ou diabetes. A Disfunção Erétil também pode ser causada por alguns medicamentos, lesões cirúrgicas e problemas psicológicos.

Alguns especialistas acreditam que tratar a disfunção erétil por um mesmo, sem falar com um médico, é um jogo perigoso. "Se você sofre de Disfunção Erétil, a primeira coisa que você precisa é um diagnóstico", escreve o especialista em impotência Steven Lamm, MD, internista de Nova York e autor de vários livros sobre a saúde sexual masculina.

Em sua opinião, os homens com disfunção erétil grave provavelmente precisam de medicamentos, que incluem Cialis (tadalafila) e Levitra (vardenafila), bem como Viagra. Mas a disfunção leve, quando se tem a sensação de que não é tão forte como poderia ser, se resolve muitas vezes com remédios naturais. Mas, que remédios?

Aqui estão os prós e contras dos seis mais populares:

Acupuntura:

Embora a acupuntura tenha sido usada para tratar problemas sexuais masculinos por séculos, as provas científicas para apoiar a sua utilização para a disfunção erétil são ambíguas. Em 2009, cientistas da Coreia do Sul realizaram uma revisão sistemática de estudos de acupuntura para a Disfunção Erétil. Importantes falhas de design foram encontradas em todos os estudos, concluindo que "as provas são insuficientes para sugerir que a acupuntura é eficaz para o tratamento da disfunção erétil".

Arginina:

O aminoácido L-arginina, que é encontrado naturalmente em alimentos, aumenta a produção de óxido nítrico, um composto que faz as ereções dilatando os vasos sanguíneos do pênis. Os estudos que examinaram a eficácia da L-arginina contra a impotência, produziram diferentes resultados misturados. Um estudo de 1999, publicado no jornal on-line BJU International mostrou que altas doses de L-arginina podem ajudar a melhorar a função sexual, mas apenas em homens com metabolismo anormal de óxido nítrico, tais como aqueles associados com doenças cardiovasculares. Em outro estudo, publicado em 2003 na revista Journal of Sex & Marital Therapy, cientistas búlgaros relataram que os afetados pela disfunção erétil que tomaram L-arginina juntamente com extrato de pinheiro pycnogenol obtiveram melhorias significativas na função sexual, sem efeitos colaterais.

A arginina pode ser útil, de acordo com Geo Espinosa ND, diretor do Integrative Urological Center do NYU's Langone Medical Center. Espinosa diz que homens com problemas cardiovasculares conhecidos devem tomar apenas sob supervisão médica; porque a L-arginina pode interagir com alguns medicamentos.

DHEA:

A testosterona é essencial para uma libido saudável e uma função sexual normal e os afetados de disfunção erétil que têm baixos níveis de testosterona melhoram quando aplicada a terapia de reposição de testosterona. Estudos similares têm mostrado que tomar suplementos que contem DHEA, um hormônio que o corpo converte em testosterona e estrogênio, pode ajudar a aliviar alguns casos de Disfunção Erétil.

Mas o DHEA pode causar problemas, incluindo a exclusão da função da hipófise, e sua segurança em longo prazo é desconhecida, de acordo com McCullough. Por este motivo, muitos especialistas desaconselham o uso desses suplementos.

Suco de Romã:

Beber suco de romã rico em antioxidantes mostrou ter inúmeros benefícios para a saúde, incluindo a redução do risco de doença cardíaca e pressão arterial elevada. O suco de romã também protege contra a Disfunção Erétil? Não há provas, mas os resultados de um estudo publicado em 2007 foram promissores. Os autores deste pequeno estudo piloto solicitaram realizar mais pesquisa adicional, pensando que estudos de maior escala poderiam demonstrar a eficácia do suco de granada contra a disfunção erétil. "Digo a meus pacientes que eles bebam", diz Espinosa. "Pode ajudar contra a Disfunção Erétil, e se não for, tem outros benefícios para a saúde".

Yohimbe:

Antes do Viagra e outros medicamentos para a disfunção erétil, os médicos às vezes recomendavam um derivado da erva yohimbe (cloridrato de ioimbina) a seus pacientes que sofriam de Disfunção Erétil. Mas os especialistas dizem que não é particularmente eficaz, e pode causar nervosismo e outros problemas. "Não é um bom remédio" de acordo com McCullough. "E a erva não é tão potente como a versão farmacêutica". Além disso, há evidências que o yohimbe é associado com pressão alta, ansiedade, dor de cabeça e outros problemas de saúde. Os especialistas desaconselham a sua utilização.

Horny Goat Weed:

A semente de bode tarado (epimedium grandiflorum) e outras ervas relacionadas têm sido utilizadas como tratamentos para a disfunção sexual por muitos anos. Pesquisadores italianos descobriram que o composto principal da erva, chamado icariin, atua semelhante às drogas como o Viagra.

Ginkgo Biloba:

Conhecido principalmente como um tratamento para o transtorno cognitivo, o ginkgo também tem sido usado para tratar a Disfunção Erétil, principalmente nos casos causados pelo uso de certos medicamentos antidepressivos. Mas a evidência não é convincente. Um estudo de 1998 publicado no jornal Journal of Sex and Marital Therapy descobriu que funcionava. Mas um estudo mais rigoroso, publicado em Human Pharmacology em 2002, não conseguiu replicar os resultados. "O Ginkgo saiu de moda nos últimos anos" de acordo com os especialistas do programa de saúde masculina do Mount Sinai Medical Center de Nova York. "Isso é porque não funciona. Eles opinaram que na prática nunca tinha visto funcionar o ginkgo - nunca".

Não importa qual tratamento para a Disfunção Erétil um homem decide usar, os especialistas dizem que o importante é comer alimentos saudáveis e evitar fumar e beber. Além disso, Lamm acha que com uma companheira sensível, receptiva e amorosa um homem funciona. Afinal, ainda é uma questão muito importante nos casais.

Tornar-se um botânico?

É melhor não!

A Disfunção Erétil

Muitos homens experimentam sintomas de disfunção erétil, também conhecida como impotência, particularmente com a idade. A incapacidade ocasional de alcançar ou manter uma ereção não é nada para se preocupar. No entanto, quando a Disfunção Erétil ocorre frequentemente, pode haver um problema de saúde subjacente, que causa a disfunção e requer tratamento.

Mas ainda que para muitos homens possa ser embaraçoso falar com seu médico sobre a disfunção sexual, a Disfunção Erétil é um problema de saúde e deve falar com seu médico.

Tratamento Para a Disfunção Erétil

A disfunção erétil pode ser causada por problemas psicológicos, mas na maioria dos casos há uma causa fisiológica, lesões nervosas, diabetes e doença cardíaca, que é a causa real de Disfunção Erétil. Mudanças de estilo de vida, tais como perda de peso, exercício e parar de fumar e beber álcool, muitas vezes pode ajudar com a Disfunção Erétil.

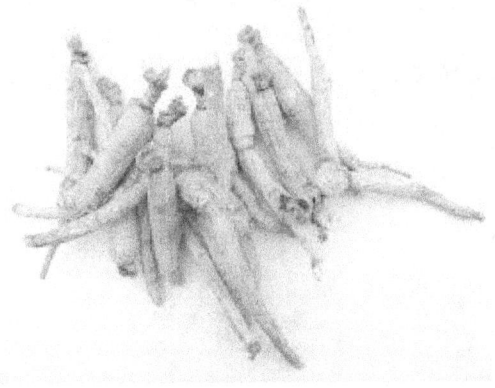

Ginseng Vermelho Coreano

O ginseng vermelho é uma planta que cresce na Ásia. É conhecido por vários nomes diferentes, incluindo ginseng panax, ginseng chinês ou ginseng asiático. O ginseng vermelho coreano não deve ser confundido com o ginseng siberiano ou ginseng americano, que são plantas diferentes.

A raiz do ginseng é a parte da planta usada como remédio natural, sob a forma de suplemento. A planta deve crescer pelo menos cinco anos antes de ele poder ser usado, o que significa que o ginseng é de alta qualidade e você pode pagar um preço alto. Quando a raiz está seca, mas não é processada, é chamado de ginseng branco. O ginseng vermelho é uma raiz que foi cozida no vapor e depois secada.

Usos Tradicionais do Ginseng Vermelho

A raiz do ginseng asiático tem sido usada na medicina tradicional chinesa há milhares de anos como um suplemento para o bem-estar geral. Acredita-se que melhora o sistema imunológico, melhora a saúde do coração, melhora a diabetes, aumenta a energia, diminui o estresse e melhora a impotência.

Dizem que a raiz é como o corpo humano, com brotos de braços e pernas e é provavelmente a razão por que herbalistas tradicionais consideram o ginseng para tratamento de todo o corpo. Atualmente, a pesquisa lança luz sobre o ginseng como um remédio natural é eficaz.

Um Remédio Natural para a Disfunção Erétil

O Ginseng vermelho é usado há muito tempo para tratar a impotência, mas os pesquisadores compará-lo com a medicina tradicional e estudam as razões da eficácia da planta. Em um estudo publicado no jornal American Journal of Urology, 45 homens que tinham recebido o diagnóstico de disfunção erétil receberam ginseng vermelho coreano ou um placebo.

Os homens receberam 900 mg três vezes ao dia, durante oito semanas. Ao final das oito semanas, os homens que tomaram o ginseng vermelho coreano experimentaram melhorias significativas em seus sintomas de Disfunção Erétil, em comparação com aqueles que receberam apenas um placebo. Os pesquisadores concluíram que o ginseng vermelho pode ser usado como uma alternativa eficaz de tratamento para a impotência.

Ginseng para Mulheres

Outro estudo publicado no National Institute of Health analisou o efeito do ginseng vermelho coreano na menopausa. Muitas mulheres experimentam naturalmente uma diminuição da libido durante a menopausa. No estudo, 32 mulheres tomaram três cápsulas por dia de ginseng ou placebo. Como resultado, as mulheres que receberam o suplemento melhoraram sua estimulação sexual e não experimentaram efeitos colaterais.

Os pesquisadores concluíram que o ginseng vermelho pode ser usado como suplemento para as mulheres melhorar sua atividade sexual.

Suplementos de Ginseng

Os suplementos de ginseng são apresentados em vários formatos. Ao comprar suplementos de Ginseng, certifique-se que o tipo de ginseng é claramente visível. São vendidos ginseng vermelho e branco, no entanto, a pesquisa foi abordada principalmente ao vermelho.

Você pode encontrar extrato de ginseng vermelho em cápsulas, pó e líquido. Você também pode comprar a raiz seca e colocar em água fervente para fazer chá. Não se esqueça de perguntar sobre a dose certa para você e nunca exceder a recomendada.

Efeitos Colaterais do Ginseng

O ginseng vermelho é considerado seguro para a maioria das pessoas no uso em curto prazo. Em longo prazo, há dúvidas sobre como a planta pode afetar o corpo humano. Os efeitos colaterais não ocorrem em todas as pessoas que tomam ginseng, mas o efeito colateral mais comum é a dificuldade para dormir. Os efeitos colaterais menos comuns incluem:

Diarreia

Tonturas

Pressão Arterial Elevada

Dor de Cabeça

Aumento da Frequência Cardíaca

Problemas Menstruais

Urticária

Interações com Medicamentos

Há um risco moderado de que o ginseng vermelho possa interferir com certos medicamentos. Não se esqueça de falar com seu médico antes de tomar ginseng vermelho, se estiver tomando algum dos seguintes medicamentos:

Estimulantes

Medicamentos para a Pressão Arterial

Anticoagulantes

Supressor do Sistema Imunológico

Insulina para Diabetes

Inibidores da Monoamina Oxidase

Você também deve evitar a combinação de ginseng e cafeína, porque o suplemento pode aumentar os efeitos.

Suplementos Alimentares

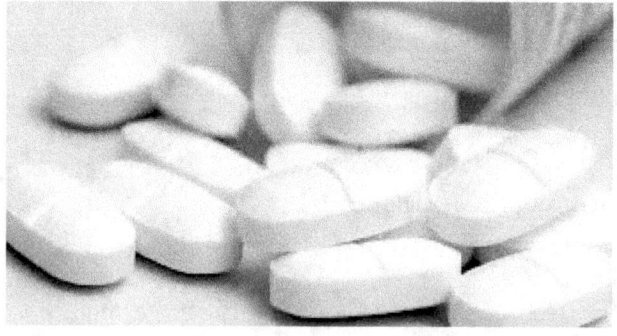

Propionil-L-Carnitina

O Propionil-L-carnitina é um aminoácido que ocorre naturalmente no corpo. Os aminoácidos são os blocos de construção das proteínas. A L-carnitina e a Acetil-L-carnitina são também aminoácidos e são quimicamente relacionados com a Propionil-L-carnitina. Na verdade, o corpo pode converte a L-carnitina em Acetil-L- carnitina e em Propionil L-carnitina. Mas não se sabe se os benefícios das diferentes carnitinas são intercambiáveis. Até que não se conhece mais, uma forma de carnitina não deve ser substituída por outra.

A Propionil-L-carnitina é usada para o tratamento de dor nas pernas (claudicação intermitente) devido à má circulação sanguínea (Doença Vascular Periférica). A doença vascular periférica é frequentemente causada pela diabetes ou pelo "endurecimento das artérias" (arteriosclerose). A Propionil-L-carnitina é também utilizada para tratar a Insuficiência Cardíaca Congestiva.

Os homens com problemas de desempenho sexual (disfunção erétil), devido à diabetes ou má circulação às vezes usam a Propionil-L-carnitina junto com os medicamentos. Os homens mais velhos que têm sintomas de baixos níveis de testosterona muitas vezes usam Propionil-L-carnitina em combinação com Acetil-L-carnitina.

A combinação de Propionil-L-carnitina/Acetil-L-carnitina é também utilizada para tratar a Síndrome da Fadiga Crônica.

Os médicos prescrevem o Propionil-L-carnitina por via intravenosa para o tratamento da Doença Vascular Periférica e para a Claudicação Intermitente; para melhorar a cicatrização de feridas em pessoas com Doença Vascular Periférica e para tratar a Doença Cardíaca, incluindo a Insuficiência Cardíaca Congestiva e dor no peito (Angina de Peito).

Como funciona?

O propionil-L-carnitina ajuda o corpo a produzir energia. É importante para o funcionamento do coração, movimentos musculares e muitos outros processos do corpo. Também parece ajudar a aumentar a circulação sanguínea.

Dose a ser Tomada

Para a Disfunção Erétil Deve ser usada uma dose diária de 2 gramas de Propionil-L-carnitina, tomada duas semanas por mês, por via oral.

L-Arginina

A L-arginina é um componente químico chamado "aminoácido". Ele é obtido a partir da dieta e é necessário para o corpo produzir as proteínas. L-arginina é encontrada na carne vermelha, aves, peixe e produtos lácteos. Também pode ser fabricada em um laboratório e usada como medicamento.

A L-arginina é usada para doenças do coração e dos vasos sanguíneos, incluindo a insuficiência cardíaca congestiva, angina de peito, hipertensão e doença coronariana. A L-arginina também é usada para dor recorrente nas pernas devido às artérias bloqueadas (claudicação intermitente), diminuição da capacidade mental em idosos (demência senil), disfunção erétil e infertilidade masculina.

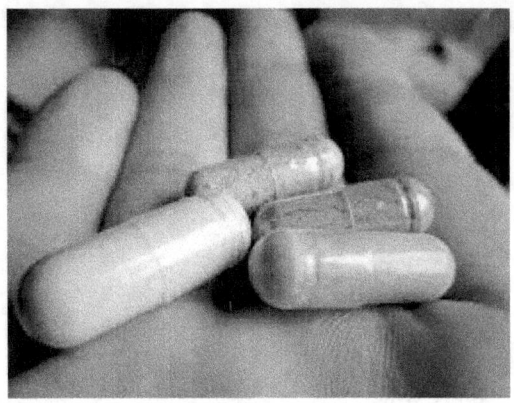

A L-arginina é usada por algumas pessoas para a prevenção do resfriado comum, melhoria da função renal após o transplante de rim, pressão de sangue elevada durante a gravidez (pré-eclâmpsia), melhorar o desempenho atlético, impulsionar o sistema imunológico e prevenir a inflamação do trato digestivo nos infantes prematuros.

L-arginina é usada em combinação com muitos medicamentos para tratar várias doenças. Por exemplo, a L-arginina é usada juntamente com o ibuprofeno para as dores de cabeça tipo enxaqueca; com as drogas de quimioterapia convencional para o tratamento do câncer de mama; com outros aminoácidos para tratar a perda de peso em pessoas com AIDS; e com óleo de peixe e outros suplementos para reduzir infecções, melhorar a cicatrização e reduzir o tempo de recuperação após cirurgia.

Algumas pessoas se aplicam a L-arginina na pele para acelerar a cicatrização de feridas e aumentar o fluxo sanguíneo de mãos e pés frios, especialmente em pessoas com diabetes. Também é usada como creme para problemas sexuais em homens e mulheres.

Como funciona?

A L-arginina é convertida no organismo em um químico chamado óxido nítrico. O óxido nítrico faz os vasos sanguíneos se abrir mais, para melhorar o fluxo de sangue. A

L-arginina também estimula a liberação de insulina, hormônio do crescimento e outras substâncias do corpo.

Dose a ser Tomada

Para a Disfunção Erétil Deve ser usada uma dose diária de 3 gramas de L-arginina por via oral, por um período máximo de 6 semanas. Tomar doses menores pode não ser eficaz.

Tornar-se um Homem mais Potente

Desculpe pessoal! Mas não há muita "comida milagre" para evitar a Disfunção Erétil.

Bem, pelo menos não apenas "um" alimento miraculoso!

Até mesmo você pode sorrir, porque há provas de que certos alimentos realmente funcionam!

A evidência de que os alimentos podem ajudar com a Disfunção Erétil está relacionada com a conexão vascular, na opinião de muitos urologistas. Os problemas de ereção são geralmente devidos à falta de suprimento de sangue para o pênis, assim que os alimentos que são bons para o seu sistema vascular também podem ajudar a prevenir a Disfunção Erétil.

Devem-se comer mais alimentos que contêm estes nutrientes essenciais?

A resposta é clara, SIM!

Todos os Nutrientes que Ajudam

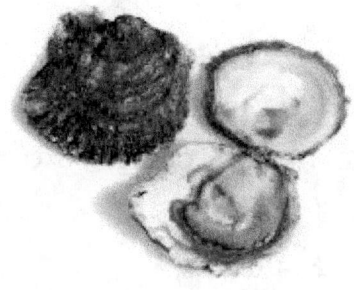

Zinco em sua Dieta

Você provavelmente já ouviu as preocupações sobre a ingestão de proteínas, cálcio biodisponível e ferro, no entanto, o zinco é um mineral que raramente está entre essas preocupações, embora, de acordo com o Instituto Nacional de Saúde, o zinco é necessário para o sistema de defesa do organismo (imunológico) funcionar corretamente. Desempenha um papel importante na divisão celular, crescimento celular, cicatrização de feridas e a degradação de carboidratos. O zinco também é necessário para os sentidos do olfato e paladar. Os sintomas de deficiência incluem a perda e crescimento lento dos cabelos, baixa taxa de cura e depressão. E, além disso, temos quase todos os nutrientes em uma dieta vegetariana, tão facilmente ou mais facilmente que na dieta padrão, o zinco é na verdade um pouco mais problemático e como a Sociedade Vegetariana diz, "apenas 20% de zinco presente na dieta é realmente absorvido pelo organismo", devido à presença de ácido fítico e que é destruído pelo cozimento, que o processo da dieta vegetariana tenta evitar.

Boas fontes de zinco incluem geralmente, o fígado, ostras e outros alimentos que nenhum vegetariano gostaria de incluir em sua dieta! No entanto, ao mesmo tempo em que evitamos a carne e outros produtos de origem animal, podemos obter o zinco suficiente. Os legumes ricos em zinco incluem as sementes de sésamo (14%/oz), cogumelos shitake (14%/oz), sementes de abóbora (14%/oz e também é uma grande fonte de aminoácidos), as sementes de cânhamo (20%/oz, uma importante fonte de proteína completa), tahine de gergelim (20%/oz), castanhas de caju e pinhões (11%/oz), cacau em pó (~ 15%/oz), abacate (10%

por abacate) etc. As sementes cruas, orgânicas em geral, são uma boa fonte de nutrição e é uma adição valiosa para qualquer dieta.

Zinco em Ostras e outros Frutos do Mar

A ostra sempre teve reputação como afrodisíaco. Uma importante razão pode ser que as ostras são ricas em zinco, que desempenha um papel importante na produção do hormônio masculino testosterona, e baixos níveis de testosterona podem ser uma razão da Disfunção Erétil.

Há pesquisas que podem oferecer outra conexão: Os frutos do mar crus contêm compostos que estimulam a liberação de hormônios sexuais em homens e mulheres.

Os Nitratos de Vegetais de folhas verdes e Beterraba

Os vegetais de folhas verdes, como aipo e espinafre, podem aumentar a circulação do sangue, devido à sua alta concentração de nitratos. O suco de beterraba é muito alto em nitratos. Os nitratos são vasodilatadores e como tal, abrem os vasos sanguíneos e aumentam o fluxo sanguíneo. Muitos anos antes da aprovação do primeiro medicamento para a Disfunção Erétil, em 1998, já havia sido publicado vários relatos sobre os efeitos benéficos dos nitratos para a Disfunção Erétil.

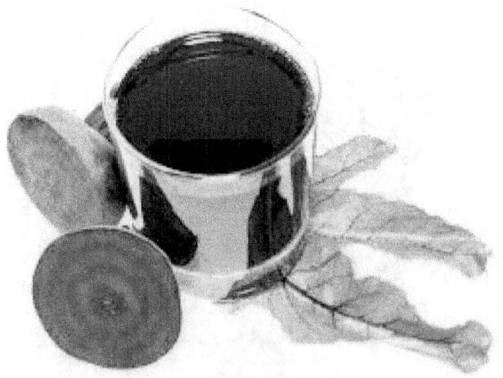

Os medicamentos para a Disfunção Erétil atualmente em uso baseiam-se nos efeitos relaxantes dos nitratos nos vasos sanguíneos que fornecem sangue ao pênis.

Os Flavonoides no Chocolate Amargo

Um estudo recente na revista Circulation encontrou que os flavonoides do chocolate amargo melhoram a circulação. O que pode ser positivo para problemas de ereção devido à má circulação. Os flavonoides são antioxidantes naturais que protegem às plantas das toxinas e ajudam a reparar o dano celular.

Os estudos mostram que os flavonoides e outros antioxidantes têm efeitos similares nas pessoas. Eles ajudam a baixar a pressão arterial e diminuir o colesterol, que são fatores que contribuem para a Disfunção Erétil.

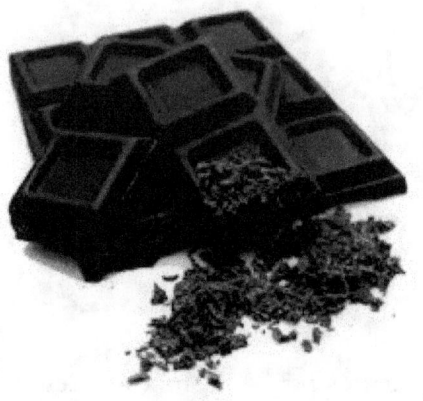

A Proteína dos Pistácios

Um estudo recente descobriu que os homens com disfunção erétil que comeram pistache todos os dias durante três semanas experimentaram uma melhoria significativa nos temas sexuais como a disfunção erétil, o desejo sexual e o sexo em geral.

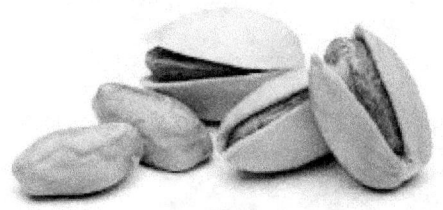

Os benefícios do pistache para problemas de ereção podem ser devidos a uma proteína chamada arginina, que ajuda a relaxar os vasos sanguíneos. Este é outro exemplo de como uma boa circulação promove a saúde sexual, o que é uma grande notícia, porque agora comeremos muitos pistácios.

Os Antioxidantes da Melancia

Alguns estudos mostram que a melancia pode ter efeitos sobre a Disfunção Erétil, eles são semelhantes às drogas como o Viagra, pelo que ele também pode aumentar o desejo sexual. A melancia é rica em ingredientes benéficos, conhecidos como fito nutrientes.

Os fito nutrientes são também antioxidantes. Uma de suas vantagens é que relaxam os vasos sanguíneos que causam a ereção. Embora a melancia tenha 92% de água, o 8% restante pode fazer maravilhas para o seu coração e seu prazer sexual.

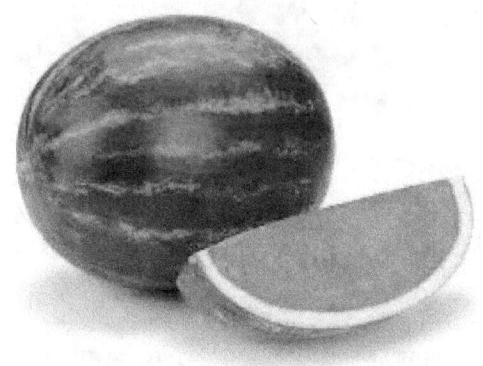

O Licopeno do Tomate e da Toranja Rosa

O licopeno é um dos fito nutrientes que é bom para a circulação e problemas sexuais. O licopeno é encontrado em frutos tais como tomates e toranja rosa. Alguns estudos mostram que o licopeno pode ser absorvido melhor quando misturado com alimentos gordurosos, como o abacate e azeite.

Então você pode fazer uma salada para combater a Disfunção Erétil.

A pesquisa também mostra que os antioxidantes como o licopeno podem ajudar a combater a infertilidade masculina e o câncer de próstata.

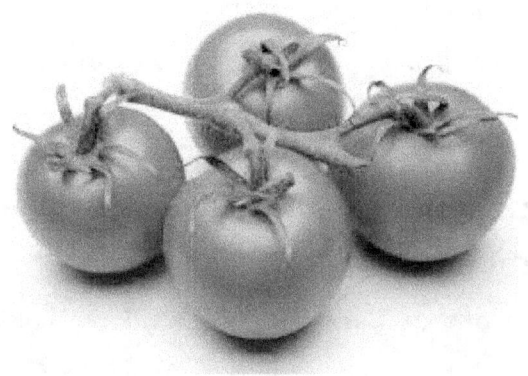

A Vitamina B3 [niacina] do Beterraba, Atum e Salmão

Todos precisamos de certa quantidade de vitamina B3 dos alimentos ou de suplementos, para seu corpo funcionar normalmente. Ter quantidade suficiente de niacina ou vitamina B3 no organismo é importante para a boa saúde geral. Como tratamento, quantidades elevadas de niacina podem melhorar os níveis de colesterol e reduzir os riscos cardiovasculares.

A niacina é encontrada naturalmente em muitos alimentos, incluindo vegetais, carnes, aves, peixe e ovos, embora que em menor quantidade que a indicada para alcançar mudanças no colesterol. Também muitos produtos são enriquecidos com niacina durante a fabricação. A dose máxima recomendada para o tratamento da Disfunção Erétil é 1.500 mg. por dia, por um período máximo de 12 semanas.

Alimentação e Disfunção Erétil o Ponto Fundamental

De acordo com Daneshgari, "o melhor é comer uma dieta saudável, que é bom para seu coração e circulação". Outros alimentos que são bons para a circulação incluem amoras, maçãs, amendoim, cebola, chá e vinho tinto. É provável que, se cuida bem sua saúde cardiovascular, evitará muitas causas comuns de Disfunção Erétil. Na próxima seção, será fornecido um Plano de 5 dias para tratar a Disfunção Erétil. A maioria das pessoas obtém resultados em 48 horas após o início deste programa.

Portanto, nas próximas páginas, você terá um plano de refeições detalhado, com exatamente o que comer, como parte do programa. Você deve comer normalmente durante o dia e não fazer concessões com a comida.

Os alimentos recomendados pelo programa devem ser comidos em horários específicos.

Por quê?

Nosso corpo tem três fases metabólicas durante o dia. A razão por que você deve comer entre as horas especificadas e em menos de 30 minutos, é porque queremos aproveitar a fase onde seu corpo está justo naquele momento. Desta forma pode processar a maioria das vitaminas. Os horários específicos listados nas seguintes receitas são intervalos de tempo para comer os alimentos recomendados.

O plano para os 5 dias é detalhado em alguns parágrafos. Uma pergunta muito comum é, o que eu posso comer os fins de semana ou durante os 2 dias da semana que não estou seguindo o programa? Bem, a resposta é muito simples: Você deve comer normalmente, não tomar suplementos; apenas certifique-se de levar um estilo de vida saudável e ativo. Ir correr, caminhar, comer alimentos orgânicos frescos, bem, se você puder, e desfrutar de viagens curtas, fora de sua cidade ou local de residência.

O Plano de 5 Dias

Segunda-feira: Comer fruta de Baga Vermelha (sugestão diária personalizada)

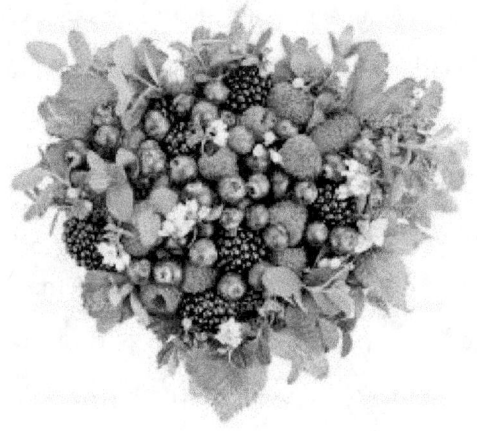

Por quê?

Uma dieta pobre pode levar à doença vascular, que é uma das principais causas da Disfunção Erétil, e as bagas vermelhas brilhantes são importantes para a integridade vascular.

Com o quê?

Na segunda-feira, faça um batido com um punhado de bagas vermelhas misturadas, um iogurte sem gordura e leite desnatado. Beba sempre que lhe apetecer alguma bebida refrescante.

Segunda-feira: Alimentos e Suplementos (obrigatórios)

Alimentos e suplementos da segunda-feira (para ser consumidos em menos de 30 minutos, entre 10 e 11 da manhã ou entre 16 e 17:30 horas da tarde):

Propionil-L-Carnitina 2 g.

L-Arginina 3 g.

Zinco e Proteínas: 1 xícara de sementes de abóbora e pistácios (50/50)

Vitamina B3, nitratos, flavonoides e licopeno: 180 gramas de salada de frutas especial, consistindo de 30 gramas do chocolate amargo, 60 gramas de beterraba, 60 gramas de toranja, 30 gramas de maçã

Terça-feira: Comer Alho (sugestão diária personalizada)

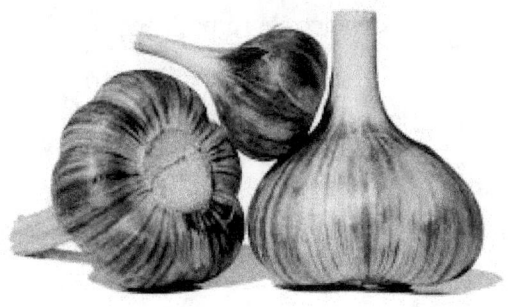

Por quê?

Embora o alho parecesse o último lugar onde iria encontrar ele, contém alicina, que melhora o fluxo sanguíneo (um dos componentes para ajudar à Disfunção Erétil).

Como comer o alho?

Assar o alho suaviza o sabor, então para o jantar de terça-feira deve assar uma cabeça de alho inteira, até que esteja macia, comer com um pedaço de frango grelhado.

Terça-feira: Alimentos e Suplementos (obrigatórios)

Alimentos e suplementos da terça-feira (para ser consumidos em menos de 30 minutos, entre 10 e 11 da manhã ou entre 16 e 17:30 horas da tarde):

L-Arginina 3 g.

Zinco, Vitamina B3 e Proteínas: 1 xícara de castanha de caju, amendoim e pistache (partes iguais)

Licopeno: 1 manga média em pedaços

Antioxidantes: 1 xícara de amoras selvagens

Nitratos: 1 copo de suco de ruibarbo

(Flavonoides: 30 gramas de chocolate amargo (ou cacau em pó, se preferir)).

Pode adicionar os ingredientes no liquidificador e servir como um batido os alimentos recomendados hoje.

Quarta-feira: Comer Soja (sugestão diária personalizada)

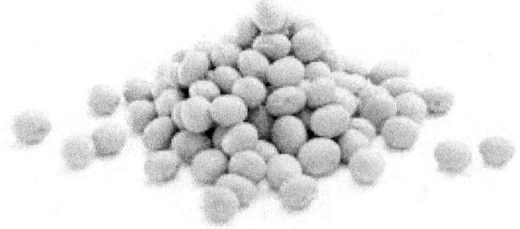

Por quê?

Os grãos de soja são ricos em arginina, um aminoácido que aumenta a circulação do sangue. A soja também é boa para a próstata, que é crucial para o seu sistema reprodutivo.

Com o quê?

Refogar legumes em uma panela com um pouco de molho de soja.

Quarta-feira: Alimentos e Suplementos (obrigatórios)

Alimentos e suplementos da quarta-feira (para ser consumidos em menos de 30 minutos, entre 10 e 11 da manhã ou entre 16 e 17:30 horas da tarde):

L-Arginina 3 g.

Zinco, Vitamina B3 e Proteínas: 1 xícara de amendoim e sementes de abóbora (partes iguais)

Nitratos e Licopeno: 1 cenoura grande picada

Antioxidantes: 1 xícara de amoras

Flavonoides: 30 gramas de chocolate amargo

Quinta-feira: Comer Zinco (sugestão diária personalizada)

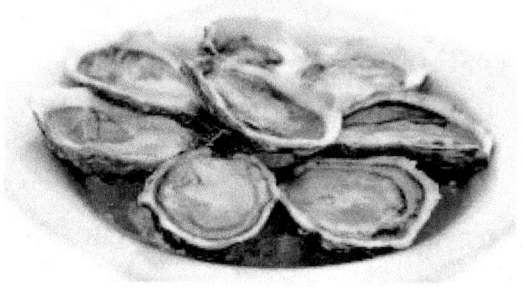

Por quê?

Deficiências de zinco podem levar a problemas de ereção.

Com o quê?

Na quinta-feira vai à peixaria e compre algumas ostras frescas, que merecem a sua reputação como afrodisíaco, até mesmo por seu sabor.

Quinta-feira: Alimentos e Suplementos (obrigatórios)

Alimentos e suplementos da quinta-feira (para ser consumidos em menos de 30 minutos, entre 10 e 11 da manhã ou entre 16 e 17:30 horas da tarde):

L-Arginina 3 g.

Licopeno: 1 tomate médio picado

Proteínas: 2 colheres de sopa de manteiga de amendoim

Zinco e Flavonoides: 60 gramas de chocolate amargo

Nitratos: 1 copo de suco de ruibarbo

Antioxidantes: 1 maçã média picada

Vitamina B3: ¾ xícara de sementes de girassol

Sexta-feira: Comer Ômega 3 (sugestão diária personalizada)

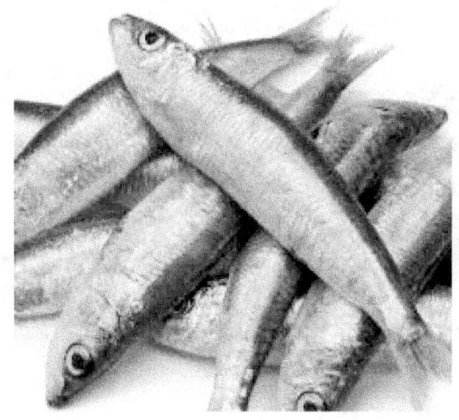

Por quê?

O ômega3 melhora o sistema nervoso e a circulação, bem como o fluxo de sangue para todos os lugares que o precisam. Peixes gordos como a cavala, sardinhas e salmão são todos ricos em Ômega 3.

Com o quê?

Na sexta-feira, ponha na churrasqueira ou a grelhar umas sardinhas e sirva com erva-doce fresca, alcaparras, uva passa sultana e salada de repolho com limão.

Sexta-feira: Alimentos e Suplementos (obrigatórios)

Alimentos e suplementos da quarta-feira (para ser consumidos em menos de 30 minutos, entre 10 e 11 da manhã ou entre 16 e 17:30 horas da tarde):

Propionil-L-Carnitina 2 g.

L-Arginina 3 g.

Zinco e Flavonoides: 60 gramas de chocolate amargo

Nitratos e Licopeno: 1 cenoura grande picada

Proteínas: 1 xícara de amêndoas

Antioxidantes: 1 xícara de morangos

Vitamina B3: 1 abacate médio

Perguntas e Respostas

Pregunta: Há uma ordem específica para comer os ingredientes da dieta de cada dia?

Resposta: Não. Apenas certifique-se de que você come tudo conforme indicado na lista em um prazo máximo de 30 minutos.

Pergunta: Esta dieta irá prejudicar-me de alguma forma?

Resposta: Como você pode ver, todos os produtos são naturais e muito comuns.

Obviamente, você tem que respeitar as alergias. Se você é alérgico a um produto, não coma ele! Passar ao plano de dieta do dia seguinte.

Pergunta: Quanto tempo levará até começar a ver alguns resultados?

Resposta: Geralmente, a maioria diz se sentir melhor em cerca de 48 horas. Se você não notar uma melhora, continuar o seu programa de cinco dias, garantindo que você não omite qualquer ingrediente.

Pergunta: O que acontece se eu tenho ereções que me incomodam e eu gostaria de reduzir a dose? O que você não deve comer?

Resposta: A primeira coisa que deve deixar de tomar são os suplementos. Como você sabe, pode tomar doses diárias de L-arginina (3 g por dia para um máximo de 6 semanas) e 2 doses por semana de Propionil-L-carnitina.

Estes são os primeiros que deve deixar. Se ainda se incomoda pela intensidade dos resultados deste programa, você pode pular um dia dos cinco do programa.

Pregunta: Por que existe um livro de receitas suplementar deste livro? Estas receitas são necessárias para curar a Disfunção Erétil?

Resposta: As receitas são exemplos de uma dieta saudável, que ajudará a manter e melhorar diariamente os resultados obtidos neste livro e mais rapidamente.

Como você pode ver no livro de Receitas, todas vêm com explicações de ingredientes, alguns são ricos em zinco, outros em ferro ou em algumas vitaminas, é o complemento ideal para você e sua família, fabulosas receitas para uma vida saudável e sem problemas de disfunção erétil, a coisa mais importante que pretendemos neste livro. Todas ajudarão você a assimilar melhor o que você come durante o programa de 5 dias.

Pregunta: Os alimentos recomendados para cada dia substituem o café da manhã, almoço ou janta?

Resposta: Não. Você deve continuar suas refeições diárias e comer comida saudável (eu lhe recomendo meu livro de Receitas para a Disfunção Erétil)

O plano diário tem como objetivo fornecer mais nutrientes para o que você come em suas refeições principais, não para substituí-las.

Pregunta: E se eu quero criar a minha própria dieta, de acordo com as coisas que eu mais gosto e evitar as coisas às que sou alérgico? O que devo escolher?

Resposta: Não é muito complicado. Por favor, dê uma olhada na tabela abaixo para ver quais alimentos são os melhores para você.

Lembre-se que você deve comê-los no mesmo horário, de manhã ou à tarde, em um período de não mais de meia hora.

Alimentos que Curam e Previnem a Disfunção Erétil

Zinco:

Ostras

Carne vermelha

Cordeiro

Gérmen de Trigo

Espinafres

Sementes de abóbora

Espinafres

Sementes de abóbora

Castanha de caju

Cacau

Chocolate amargo

Porco

Frango

Feijões

Cogumelos: portabella brancos, Shitake

Pinhões

Sementes de sésamo

Nitratos:

Feijões

Alho

Cebola

Berinjela

Abóbora

Rúcula

Cenouras

Beterraba

Cebolinha

Ruibarbo

Flavonoides:

Maçãs

Damascos

Framboesas

Ervilhas

Feijão preto

Repolho

Cebola

Salsinha

Tomate

Proteínas:

Amêndoas

Arroz seitam

Manteiga de amendoim

Iogurte

Leite de Soja

Grãos: feijões, grão de bico, lentilhas

Abóbora

Quinoa

Queijo cottage

Ovos

Pistaches

Antioxidantes:

Feijões negro ou carioca

Amoras

Bagas vermelhas

Alcachofras

Arándanos

Ameixas

Framboesas

Morangos

Maçãs vermelhas

Nozes

Cerejas

Ameixa preta

Batata doce

Melancia

Licopeno:

Goiaba

Melancia

Tomate

Mamão

Toranja

Pimentão vermelho

Aspargos

Repolho roxo

Manga

Cenouras

Vitamina B3:

Peixes: cavala, sardinha, salmão, tubarão e espadarte.

Frango

Peru

Porco

Fígado de Cordeiro

Amendoim

Cogumelos

Cantarelos

Ervilhas

Sementes de girassol

Abacate

Parece muito simples, não é verdade?

A vida deveria ser simples para apreciá-la. Este programa é projetado para ajudá-lo, não para lhe dar dores de cabeça.

Deve estar se perguntar o que fazer após o tratamento inicial.

A resposta a esta pergunta é muito simples, tal como as anteriores. Praticamente tem opções ilimitadas para versões diferentes das receitas, até achar as melhores para você. Se estiver tomando suplementos diários, nas doses recomendadas (como indicado nas instruções de uso) e melhora o consumo de alguns alimentos que ajudam a melhorar a circulação sanguínea, você deve manter, e espero que, gradualmente aumentará a circulação do sangue. Isso permitirá que você temporariamente mude sua dieta e incorpore muitos outros produtos. "Temporariamente" poderia ser uma expressão de tempo relativo, mas como cada pessoa tem diferentes condições, o tempo é diferente para cada um.

Lembre-se que você deve seguir o programa cada ano e não se preocupar com os suplementos diários, aconselho fazê-lo em suas férias, um tempo para dedicar à sua saúde e que levará melhorias para o resto do ano, mas de qualquer forma, você deve tentar melhorar sua dieta com o livro de receitas, incorporando nela os alimentos benéficos descritos neste livro e tentar mudar sua dieta com minhas receitas do livro de receitas para a Disfunção Erétil. Você também pode fazer o programa a cada 6 ou 9 meses, você pode fazer o programa curto de 5 dias para manter ou melhorar a circulação.

Você também pode tomar os suplementos naturais descritos neste guia, por duas semanas. Deve encontrar seu próprio ritmo e ver o que funciona melhor em você. Preste atenção ao seu corpo e veja se os sintomas retornam.

Conclusão

Quando um homem não pode ter sexo normal com seu parceiro sexual, se pode sentir muito solitário e deprimido. Isso cria uma cascata de eventos, onde o casal começa a se distanciar emocionalmente e fisicamente.

Os parceiros sexuais normalmente medem seu amor próprio, feminilidade, desejabilidade em como os homens respondem a sua sexualidade e são particularmente vulneráveis aos temores de abandono e rejeição. A separação emocional de alguns homens é alimentada nestes medos. As parceiras podem se preocupar pensando que seu parceiro pode ser impotente com eles, mas que pode com as outras, que as deixa com um sentimento de traição e infidelidade, que muitas vezes não expressam e cresce a cada dia. Esse problema pode levar a um casal a separar-se por causa de medos e equívocos, quando na verdade o casal tem de se comunicar.

Quando um homem ou uma mulher não pode ter uma relação sexual por causa da Disfunção Erétil, um ou ambos os indivíduos podem optar por não praticar sexo com seu parceiro. Depois de experimentar a dor associada com a rejeição e falta de empatia de seu parceiro, os homens e mulheres desviam sua atenção para outros assuntos, a fim de compensar a perda de seu parceiro sexual.

Os problemas de potência sexual às vezes são apenas um ecrã de problemas emocionais ou de relacionamento mais sérios. Neste ponto, pode haver outros problemas de relacionamento entre o casal que têm prioridade antes de enfocar nos problemas de Disfunção Erétil. Este é um momento apropriado para o homem ou o casal frequentar um terapeuta sexual ou um conselheiro matrimonial. Todos os casais podem se beneficiar com a abertura de linhas de comunicação sobre sexo e aprender a usar melhor suas habilidades funcionais. O conselheiro pode reacender o romance e redirecionar a energia para a relação.

Este guia destina-se particularmente aos homens. Os homens que sabem o que querem, não tem nenhum problema em admitir suas dificuldades e conhecem que este problema deve ser corrigido logo que possível. Este guia é voltado para aqueles que não querem perder seu parceiro, e querem curtir a vida em sua máxima expressão.

Leia o meu Tratamento Natural da Disfunção Erétil e faça as alterações propostas, isso significa que você tomou uma decisão e quer melhorar certos aspectos importantes da sua vida. Não é nada que se envergonhar, pelo contrário, quando você tem um problema, o melhor é enfrentar e superar ele. Depois de ler o guia do tratamento você vai saber não só o que fazer para melhorar seu desempenho sexual, se não também encontrar conforto em saber que não está sozinho enfrentando o problema. Também vai entender que é apenas um problema temporário e que irá embora em breve.

Portanto, boa sorte com seu Tratamento Natural e seja otimista.

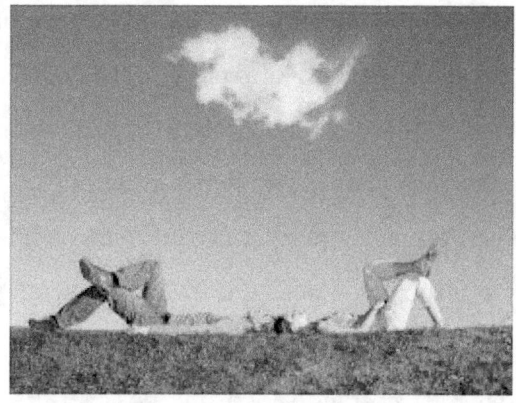

As coisas vão mudar para melhor!

Os homens que nunca experimentaram problemas de ereção em algum momento de suas vidas são realmente raros, como prova o facto de que a disfunção erétil afeta um em cada dez homens. Não precisa necessariamente ser uma experiência traumática, vergonhosa ou que altere sua vida.

Você não tem que sofrer com as visitas desnecessárias ao médico ou esvaziar a conta bancária com medicamentos muito caros e suplementos que, na maioria das vezes não funcionam.

Por que fazer isso, quando você pode lutar contra o problema naturalmente?

Com este Tratamento Natural da Disfunção Erétil pode tratar seu problema com sucesso, em sua casa e em questão de dias. Tudo o que você precisa fazer é ler o guia e seguir as fabulosas receitas, verdadeiramente entender o tema e seguir as simples instruções, isto vai tornar você, mais uma vez, um homem muito mais poderoso sexualmente.

Limitação de Responsabilidade

O autor não assume nenhuma responsabilidade por erros, omissões ou interpretação contrária do conteúdo deste livro.

Por favor, note que as orientações ou recomendações aqui presentes não são substitutas do aconselhamento médico. Você concorda que faz uso de parte ou todas as informações deste livro em seu próprio risco. O autor não é responsável por quaisquer danos que possam resultar de seguir os conselhos dados neste livro.

Se você está se medicando ou tem dúvidas sobre os conselhos dados aqui, consulte o seu médico sem demora!